# Das Alzheimer-Antidot

## Gehirnübungen, die den kognitiven Abbau verzögern oder verhindern

*Von Joe Correa*

Veröffentlicht von **Live Stronger Faster**



Dieses Buch dient ausschließlich Bildungs- und Informationszwecken. Der Autor und der Verlag erbringen keine rechtlichen, finanziellen oder sonstigen professionellen Beratungsleistungen. Leser sollten vor finanziellen Entscheidungen einen qualifizierten Fachmann konsultieren.

**Erste Ausgabe**

# Inhaltsverzeichnis

# Einleitung

Seit Jahrhunderten betrachtet die Menschheit den Geist als ein unvermeidliches Opfer der Zeit. Gedächtnisverlust, Verwirrung und kognitiver Abbau wurden lange als natürlicher Verlauf des Alterns akzeptiert – unvermeidlich, unumkehrbar und tragisch. Doch die moderne Neurowissenschaft hat diese Geschichte neu geschrieben. Das Gehirn, einst als festgelegt und zerbrechlich angesehen, wird heute als dynamisch, regenerativ und bemerkenswert anpassungsfähig verstanden. Dasselbe Organ, das vergisst, kann auch wieder lernen. Dieselben neuronalen Bahnen, die zerfallen, können neu aufgebaut werden. „Das Alzheimer-Antidot" erforscht dieses bahnbrechende Verständnis von Gehirnplastizität, Neuroprotektion und der erstaunlichen Fähigkeit des menschlichen Geistes, kognitiven Abbau zu widerstehen – und ihn sogar umzukehren.

Die Alzheimer-Krankheit wird oft als Dieb beschrieben, der still Erinnerungen, Identitäten und Beziehungen stiehlt. Sie ist die am meisten gefürchtete Erkrankung des Alterns, nicht nur wegen ihrer verheerenden Auswirkungen, sondern auch wegen der tiefen Hilflosigkeit, die sie scheinbar mit sich bringt. Doch unter der Verzweiflung verbirgt sich eine Revolution in der Neurowissenschaft – eine, die zeigt, dass Lebensstil, geistige Übungen, Ernährung und emotionales Wohlbefinden weitaus mächtiger sind, als wir einst dachten. Wissenschaftler entdecken heute, dass geistige Stimulation, körperliche Aktivität, Schlaf und Achtsamkeit den Beginn von Alzheimer verzögern und in einigen Fällen verlorene Funktionen wiederherstellen können. Kurz gesagt: Der Geist besitzt die Werkzeuge, sich selbst zu heilen, wenn ihm die richtigen Bedingungen gegeben werden.

Das menschliche Gehirn entwickelt sich ständig weiter – sogar im hohen Alter. Jeder Gedanke, jede Bewegung und jede Erfahrung kann neue neuronale Verbindungen schaffen und bestehende stärken. Diese Fähigkeit – bekannt als Neuroplastizität – bildet die Grundlage für Prävention und Erholung. So wie Muskeln durch Widerstand wachsen, wächst das Gehirn durch Herausforderung und Neuheit. Eine neue Sprache zu lernen, ein Instrument zu spielen, Rätsel zu lösen oder Meditation zu praktizieren aktiviert unterschiedliche Regionen des Gehirns und bildet ein schützendes Netzwerk, das dem Verfall widersteht. Das ist kein Wunschdenken – es ist Neurowissenschaft. Jede kleine Handlung der geistigen Aktivität wirkt wie ein Schild und baut eine kognitive Reserve auf, die dem Gehirn hilft, auch angesichts von Krankheiten scharf zu bleiben.

Doch Neuroplastizität ist nur ein Teil des Puzzles. Das Gehirn wird auch tiefgreifend von der Durchblutung, dem

Sauerstoffgehalt und den Nährstoffen beeinflusst, die es erhält. Ein bewegungsarmer Lebensstil, verarbeitete Lebensmittel, chronischer Stress und schlechter Schlaf können das Gehirn im Laufe der Zeit buchstäblich schrumpfen lassen. Körperliche Bewegung hingegen erhöht die Produktion des sogenannten brain-derived neurotrophic factor (BDNF) – eine Art „Dünger" für Neuronen, der Lernen und Gedächtnis verbessert. Omega-3-Fettsäuren, Antioxidantien und pflanzliche Nährstoffe helfen, Gehirnzellen vor oxidativen Schäden zu schützen. Achtsamkeits- und Dankbarkeitspraktiken reduzieren Entzündungen und regulieren Hormone, die die kognitive Leistungsfähigkeit beeinflussen. Das Alzheimer-Antidot ist keine Pille – es ist eine Lebensweise.

Ebenso kraftvoll ist die Rolle von Emotionen und Lebenssinn beim Erhalt der geistigen Funktion. Studien zeigen, dass Einsamkeit und Depression den kognitiven Abbau beschleunigen, während starke soziale Beziehungen und ein Gefühl von Sinn im Leben ihn verzögern können. Das Gehirn lebt von Verbindung. Lachen, Liebe und Lernen lösen biochemische Reaktionen aus, die die Stimmung verbessern und das neuronale Wachstum stimulieren. Menschen, die tiefe Beziehungen pflegen, sich ehrenamtlich engagieren oder kreative Projekte verfolgen, entwickeln seltener Alzheimer-Symptome im späteren Leben. Mit anderen

Worten: Freude und Neugier sind keine Luxusgüter – sie sind Medizin für das Gehirn.

In diesem Buch begeben wir uns auf eine Reise durch die wirkungsvollsten Gehirnübungen und täglichen Praktiken, die nachweislich dazu beitragen, den Geist jung, flexibel und widerstandsfähig zu halten. Sie werden einfache Routinen entdecken, die das Gedächtnis stärken, die Konzentration verbessern und vor Degeneration schützen. Wir werden erkunden, wie sich in jedem Alter neue neuronale Wege aufbauen lassen, wie sich die Gehirnchemie auf natürliche Weise ausgleichen lässt und wie man ein kognitives Umfeld schafft, in dem Alzheimer nur schwer Fuß fassen kann. Ob Sie in Ihren Dreißigern, Fünfzigern oder Achtzigern sind – es ist nie zu früh oder zu spät, Ihr Gehirn auf Langlebigkeit umzuprogrammieren.

„Das Alzheimer-Antidot" steht für Selbstermächtigung. Es ersetzt Angst durch Handlung, Verwirrung durch Klarheit und Abbau durch Möglichkeiten. Sie werden lernen, wie jeder Gedanke, jede Mahlzeit, jeder Atemzug und jede Bewegung entweder den kognitiven Verfall nähren oder bekämpfen kann. Sie werden sehen, wie modernste Forschung mit zeitloser Weisheit übereinstimmt – und zeigt, dass die Schlüssel zu geistiger Jugend schon immer in unserer Reichweite lagen. Durch die Verbindung von Neurowissenschaft und praktischen Lebensgewohnheiten können wir die Kontrolle über unser wertvollstes Gut zurückgewinnen: unseren Geist.

Während Sie dieses Buch lesen, werden Sie nicht nur verstehen, wie Alzheimer entsteht, sondern auch, wie man ihm widersteht. Sie werden die täglichen Rituale von Menschen kennenlernen, die bis in ihre Neunziger ein scharfes Gedächtnis behalten, die Gehirnnahrungsmittel entdecken, die Synapsen nähren, und die mentalen Übungen, die Regeneration anregen. Sie werden außerdem erfahren, wie Schlaf, Dankbarkeit und sogar kreativer Ausdruck ruhende Gehirnregionen aktivieren, die dem Abbau entgegenwirken. Diese Reise geht nicht darum, dem Altern zu entkommen – sondern es mit Bewusstsein und Absicht zu meistern.

Dies ist Ihre Einladung, Ihr Gehirn nicht als Opfer der Zeit zu sehen, sondern als Instrument der Widerstandskraft. Das Antidot gegen Alzheimer ist nicht in einem Labor eingeschlossen – es liegt in Ihren Händen, Ihren Gewohnheiten und Ihren Gedanken. Mit Wissen, Disziplin und Mitgefühl für sich selbst können Sie ein Gehirn aufbauen, das sich erinnert, lernt und ein Leben lang gedeiht. Die Ära des passiven Verfalls ist vorbei. Willkommen im Zeitalter der bewussten Gehirnheilung – in dem Prävention Macht bedeutet und jeder Tag eine neue Chance ist, Ihren Geist neu aufzubauen.

# Kapitel 1: Alzheimer verstehen und die Wissenschaft des kognitiven Abbaus

Die Alzheimer-Krankheit gehört zu den am meisten missverstandenen Erkrankungen der modernen Welt. Jahrzehntelang wurde sie als rein genetische und unumkehrbare Krankheit betrachtet – ein langsamer und unvermeidlicher Verfall, der Menschen ihr Gedächtnis, ihre Identität und ihre Unabhängigkeit raubt. Neue Forschungen haben dieses düstere Bild jedoch in Frage gestellt. Heute verstehen Neurowissenschaftler, dass Alzheimer zwar komplexe biochemische und strukturelle Veränderungen im Gehirn beinhaltet, Lebensstilentscheidungen und Umweltfaktoren jedoch eine viel größere Rolle spielen als früher angenommen. Dieses Kapitel legt die Grundlage, indem es untersucht, was Alzheimer wirklich ist, wie es entsteht und warum Ihr Gehirn nicht dazu bestimmt ist, mit dem Alter zwangsläufig abzubauen.

Im Kern ist Alzheimer eine neurodegenerative Erkrankung, die durch den fortschreitenden Verlust von Neuronen und synaptischen Verbindungen gekennzeichnet ist, insbesondere im Hippocampus und in der Großhirnrinde – den Regionen, die für Gedächtnis, Lernen und logisches Denken verantwortlich sind. Die Krankheit wird durch zwei zentrale pathologische Merkmale geprägt: Amyloid-Beta-Plaques und Tau-Protein-Verwicklungen. Amyloid-Plaques entstehen, wenn sich Proteinfragmente zwischen den Nervenzellen ansammeln und deren Kommunikation stören. Tau-Verwicklungen bilden sich innerhalb der Nervenzellen, wenn strukturelle Proteine fehlgefaltet werden und das Transportsystem der Zelle zusammenbricht. Gemeinsam führen diese toxischen Ablagerungen im Laufe der Zeit zu Zellsterben, Entzündungen und einer Schrumpfung des Gehirns.

Diese biologischen Veränderungen treten jedoch nicht über Nacht auf. In den meisten Fällen beginnt sich Alzheimer Jahrzehnte zu entwickeln, bevor die ersten Symptome von Gedächtnisverlust auftreten. Der Prozess verläuft schrittweise und wird durch eine Kombination aus genetischer Veranlagung und Lebensstilfaktoren beeinflusst, darunter Ernährung, Stress, Schlaf und körperliche Aktivität. Menschen, die beispielsweise das APOE4-Gen tragen, haben ein höheres Risiko, die Krankheit zu entwickeln. Doch der Besitz dieses Gens bedeutet nicht zwangsläufig einen kognitiven Abbau. Viele Menschen mit genetischer Veranlagung entwickeln niemals Alzheimer, weil sie schützende Gewohnheiten pflegen, die das Gehirn stärken und Entzündungen reduzieren.

Eine der faszinierendsten Entdeckungen der Neurowissenschaft ist, dass das Gehirn über eingebaute Abwehrsysteme verfügt, die kognitive Schäden verzögern oder sogar umkehren können. Neuroplastizität – die Fähigkeit des Gehirns, sich durch die Bildung neuer neuronaler Verbindungen neu zu organisieren – spielt dabei eine zentrale Rolle. Wenn Sie etwas Neues lernen, sich geistig herausfordern oder kreativ denken, bildet Ihr Gehirn neue synaptische Wege, die jene ersetzen oder kompensieren können, die durch Alterung oder Krankheit verloren gegangen sind. Diese Anpassungsfähigkeit erklärt, warum manche Menschen selbst im Alter von neunzig Jahren geistig scharf bleiben, obwohl in ihrem Gehirn physische Anzeichen von Alzheimer vorhanden sind.

Ebenso wichtig ist das Konzept der Gehirnentzündung, auch Neuroinflammation genannt. Chronische Entzündungen schädigen Nervenzellen, stören Signalprozesse und beschleunigen die Ansammlung von Amyloid- und Tau-Proteinen. Eine schlechte Ernährung, Bewegungsmangel, Schlafmangel und chronischer Stress tragen alle zu diesem entzündlichen Zustand bei. Umgekehrt können entzündungshemmende Lebensmittel – wie grünes Blattgemüse, Beeren, Nüsse und Omega-3-Fettsäuren – in Kombination mit regelmäßiger Bewegung und Stressmanagement Entzündungen deutlich reduzieren und eine gesunde Gehirnchemie fördern. Prävention besteht nicht aus einer einzigen Handlung, sondern aus der Summe vieler kleiner täglicher Entscheidungen, die den Geist schützen und nähren.

Ein weiterer wichtiger Teil des Alzheimer-Rätsels ist die Gesundheit der Mitochondrien. Mitochondrien sind die energieproduzierenden Kraftwerke innerhalb der Zellen, einschließlich der Nervenzellen. Wenn Mitochondrien ineffizient oder beschädigt werden, verlieren Gehirnzellen die Energie, die sie benötigen, um zu funktionieren und sich zu reparieren. Dies führt zu oxidativem Stress, einem Prozess, der zum kognitiven Abbau beiträgt. Nährstoffe wie CoQ10, Magnesium und B-Vitamine spielen eine wichtige Rolle bei der Aufrechterhaltung der mitochondrialen Gesundheit, während intermittierendes Fasten und körperliche Bewegung die Produktion neuer, gesünderer Mitochondrien anregen können. Die Unterstützung der Energiesysteme des Gehirns ist eine der effektivsten Methoden, um den Abbau zu verlangsamen oder zu verhindern.

Auch Schlaf spielt eine entscheidende Rolle bei der Abwehr von Alzheimer durch das Gehirn. Während des Tiefschlafs aktiviert sich das sogenannte glymphatische System, das Giftstoffe – einschließlich Amyloid-Beta – aus dem Gehirn entfernt. Chronischer Schlafmangel stört diesen

Reinigungsprozess und ermöglicht eine toxische Ansammlung, die zu Gedächtnisproblemen und kognitiven Störungen beiträgt. Sieben bis acht Stunden erholsamer Schlaf pro Nacht, das Vermeiden von blauem Licht vor dem Schlafengehen und ein regelmäßiger Schlafrhythmus können einen tiefgreifenden Einfluss auf die langfristige geistige Widerstandskraft haben.

Kognitiver Abbau beginnt nicht mit Gedächtnisverlust – er beginnt mit einer Unterbrechung von Verbindungen. Das neuronale Netzwerk des Gehirns funktioniert wie ein System miteinander verbundener Autobahnen; wenn diese Wege schwächer werden, verlangsamt sich die Kommunikation. Geistige Inaktivität, Isolation und emotionaler Stress reduzieren die neuronale Konnektivität. Deshalb gehört eine kontinuierliche geistige Aktivität zu den wirkungsvollsten Schutzstrategien. Lesen, neue Fähigkeiten lernen, Strategiespiele spielen oder Achtsamkeit praktizieren halten die neuronalen Schaltkreise aktiv. Das Gehirn gedeiht durch Neuheit, Herausforderung und positive Stimulation.

In diesem Buch steht das Wort „Antidot“ nicht nur für die Prävention von Alzheimer, sondern für die aktive Entwicklung eines stärkeren und anpassungsfähigeren Gehirns. Dieses Kapitel bildet die Grundlage für die Werkzeuge, die folgen werden – Ernährungsstrategien, mentale Übungen, Schlafrituale und Methoden zur Stressreduzierung, die darauf abzielen, das natürliche Gleichgewicht des Gehirns wiederherzustellen. Die wichtigste Erkenntnis ist, dass Alzheimer kein einzelnes Ereignis ist, sondern ein Prozess, der verlangsamt oder sogar umgekehrt werden kann, wenn er frühzeitig und konsequent angegangen wird. Der Geist besitzt, wenn er richtig trainiert wird, die Kraft, sich selbst gegen den Abbau zu verteidigen.

Indem Sie die Mechanismen von Alzheimer verstehen, können Sie sich von Angst lösen und ins Handeln kommen. Jede Entscheidung, die Sie treffen – von dem, was Sie essen, bis hin zu dem, wie Sie denken – stärkt oder schwächt die Abwehrkräfte Ihres Gehirns. Die nächsten Kapitel werden Sie durch wissenschaftlich belegte Methoden führen, um Ihr Gedächtnis zu stärken, Ihre Konzentration zu verbessern und Ihren Geist auf Langlebigkeit auszurichten. Altern ist unvermeidlich, doch Abbau ist es nicht. Der erste Schritt zur Prävention ist Wissen – und Wissen, angewendet im Alltag, wird zur Transformation.

## Der vergessene Garten

Mariana verbrachte früher jeden Morgen in ihrem Garten. Der Duft von Lavendel und Rosmarin erfüllte die Luft, während die Sonne über ihrem Hinterhof in Santa Barbara aufging. Ihre Hände bewegten sich mit instinktiver Eleganz – schneiden, gießen, pflanzen – eine Kunst, die sie über Jahrzehnte perfektioniert hatte. Doch in letzter Zeit bemerkte sie, dass sie die Namen ihrer Lieblingsblumen vergaß. Sie betrachtete die zarten Blüten der Hortensien und kämpfte damit, sich an ihren Namen zu erinnern. Zunächst lachte sie darüber und schob es auf Stress oder Müdigkeit. Doch als sie begann zu vergessen, wo sie ihre Werkzeuge abgelegt hatte oder was sie zum Frühstück gegessen hatte, verwandelte sich das Lachen in stille Sorge.

Ihre Tochter Sofia bemerkte die Veränderungen lange bevor Mariana sie selbst eingestand. Verpasste Termine, wiederholte Geschichten, Verwirrung beim Kochen von Rezepten, die sie jahrelang auswendig kannte. Als schließlich die Diagnose kam – Alzheimer im frühen Stadium – fühlte Mariana, wie ihre Welt zusammenbrach. Allein das Wort hatte etwas Endgültiges, als wäre ihre Identität von einer unsichtbaren Kraft unterschrieben worden, gegen die sie nicht kämpfen konnte. Wochenlang mied sie ihren Garten, aus Angst, sich den wachsenden Lücken in ihrem Gedächtnis zu stellen.

Eines Nachmittags kam Sofia zu Besuch, mit einem neuen Buch und einem sanften Lächeln. „Mama“, sagte sie leise, „ich habe etwas Unglaubliches gelesen. Es heißt, das Gehirn kann sich selbst heilen.“ Mariana lächelte schwach. „Sich selbst heilen? Meine Liebe, ich bin vierundsiebzig. Mein Gedächtnis fällt wie Herbstblätter." Doch Sofia ließ nicht locker. Sie erklärte, wie Wissenschaftler entdeckt hatten, dass selbst im Alter neue neuronale Verbindungen entstehen können und dass bestimmte Gewohnheiten – Lernen, Bewegung, bessere Ernährung – den Gedächtnisverlust verlangsamen oder sogar umkehren können. Etwas in der Stimme ihrer Tochter ließ einen Funken Hoffnung aufleuchten.

Sie begannen mit kleinen Schritten. Jeden Morgen vor dem Frühstück ging Mariana durch ihren Garten und sprach den Namen jeder Pflanze laut aus. „Lavendel. Basilikum. Jasmin. Rose." Sie trug ein kleines Notizbuch bei sich und schrieb alles auf, woran sie sich nicht erinnern konnte, um es später erneut zu lernen. Anfangs stolperte sie oft über die Worte. Doch langsam kehrte der Rhythmus zurück. Mit jeder Woche wurde ihre Stimme sicherer, ihr Selbstvertrauen wuchs wieder – wie die Wurzeln unter ihren Füßen. Sofia begleitete sie dabei, und gemeinsam verwandelten sie das Gärtnern in eine Therapie – eine lebendige Übung für das Gehirn.

Mariana begann auch, ihre Ernährung zu verändern. Sofia führte sie in eine mediterrane Ernährung ein – Olivenöl, Fisch, grünes Gemüse und Beeren. Zucker wurde durch Früchte ersetzt, verarbeitete Snacks durch Walnüsse und Mandeln. Abends hielten sie eine feste Schlafroutine ein: Bildschirme aus, Meditation, leise Instrumentalmusik zum Einschlafen.

Innerhalb weniger Monate wurde Marianas Schlaf tiefer, ihre Angst nahm ab und ihre Energie begann zurückzukehren. Ihr Arzt war überrascht über ihre Fortschritte und stellte Verbesserungen in ihrer kognitiven Leistungsfähigkeit und Stimmung fest.

Doch die größte Veränderung kam nicht durch Ernährung oder Routine – sondern durch die Wiederentdeckung der Freude. Mariana begann wieder zu malen, ein Hobby, das sie vor Jahren aufgegeben hatte. Farben zu mischen, Formen zu visualisieren und Emotionen auszudrücken entfachte etwas tief in ihr. Ihr Garten inspirierte ihre Kunst, jeder Pinselstrich wurde zu einer neu geborenen Erinnerung. Sie trat auch einer Gruppe älterer Menschen bei, die gemeinsam neue Sprachen lernten, und überraschte alle, indem sie Italienisch mit erstaunlicher Leichtigkeit aufnahm. Ihr Lachen kehrte zurück und erfüllte ihr Zuhause wieder mit Wärme.

Monate vergingen, und eines Morgens ging Mariana mit einer Tasse Tee in ihren Garten und flüsterte die Namen jeder Pflanze vor sich hin. Keine einzige entglitt ihrem Gedächtnis. Sie lächelte, Tränen standen in ihren Augen. „Es ist nicht weg“, flüsterte sie. „Es wächst nur anders.“ In diesem Moment erkannte sie, dass ihr Gehirn nicht ihr Feind war, sondern ihr Begleiter – eines, das auf Fürsorge, Geduld und Sinn reagierte.

Ihre Geschichte wurde zu einer Inspiration für viele Menschen in ihrer Gemeinde. Familien begannen ähnliche Routinen zu übernehmen und kombinierten Ernährung, Lernen, Kreativität und Achtsamkeit, um ihre Angehörigen zu unterstützen. Mariana sagte oft zu ihnen: „Das Gehirn ist wie ein Garten. Wenn man es vernachlässigt, verwelkt es. Aber wenn man es mit Lernen und Liebe gießt, beginnt es wieder zu blühen."

Jahre später fand Sofia das Notizbuch ihrer Mutter, gefüllt mit Pflanzennamen, Affirmationen und Zeichnungen. Auf der letzten Seite hatte Mariana geschrieben: „Das Gegenmittel gegen das Vergessen ist nicht Erinnern – es ist Leben. Jeden Tag erschaffe ich eine neue Erinnerung."

Mariana sah sich selbst nie wieder als Patientin. Sie war eine Gärtnerin – von Blumen, von Gedanken, vom Leben. Durch ihre eigene Entschlossenheit und den Glauben ihrer Tochter entdeckte sie die Wahrheit hinter dem Alzheimer-Antidot: Das menschliche Gehirn verlernt niemals wirklich, wie man wächst.

# Kapitel 2: Gedächtnis durch Neuroplastizität wieder aufbauen

Das Gedächtnis ist keine einzelne Funktion des Gehirns – es ist ein riesiges, dynamisches Netzwerk, das Informationen durch unzählige elektrische und chemische Interaktionen aufzeichnet, speichert und abruft. Bei der Alzheimer-Krankheit führt der allmähliche Zerfall dieser Netzwerke zu Vergesslichkeit, Verwirrung und Desorientierung. Doch Gedächtnisverlust ist nicht einfach das Verblassen von Informationen; er ist die Schwächung neuronaler Verbindungen. Die gute Nachricht ist, dass diese Verbindungen durch Neuroplastizität wieder aufgebaut, gestärkt und sogar erweitert werden können – die bemerkenswerte Fähigkeit des Gehirns, sich neu zu organisieren und während des gesamten Lebens neue neuronale Wege zu bilden.

Neuroplastizität bildet die Grundlage jeder modernen Methode zur Gedächtniswiederherstellung in der kognitiven Therapie. Sie basiert auf einem einfachen Prinzip: Neuronen, die gemeinsam aktiv sind, verbinden sich miteinander. Jedes Mal, wenn Sie sich an einen Namen erinnern, eine bekannte Route gehen oder eine neue Fähigkeit lernen, stärkt Ihr Gehirn bestimmte neuronale Bahnen. Wenn diese Bahnen hingegen nicht genutzt werden, beginnen sie zu schwächen. Alzheimer beschleunigt diesen Schwächungsprozess, doch regelmäßige kognitive Stimulation kann ihn verlangsamen oder sogar entgegenwirken. Mentale Herausforderungen wie Rätsel, Gedächtnisspiele oder das Lernen neuer Informationen fördern das Wachstum dendritischer Verzweigungen und erhöhen die synaptische Dichte – Prozesse, die das Gehirn physisch umgestalten und das Gedächtnis erhalten können.

Der Hippocampus, das Gedächtniszentrum des Gehirns, reagiert besonders empfindlich sowohl auf Schäden als auch auf Regeneration. Studien zeigen, dass selbst bei Erwachsenen im Alter von siebzig oder achtzig Jahren noch neue Nervenzellen im Hippocampus wachsen können. Dieser Prozess wird Neurogenese genannt und wird durch geistige Aktivität, körperliche Bewegung und eine gute Ernährung angeregt. Besonders aerobes Training erhöht die Durchblutung und Sauerstoffversorgung des Hippocampus und fördert die Ausschüttung des brain-derived neurotrophic factor (BDNF) – eines Moleküls, das wie ein „Dünger" für Gehirnzellen wirkt. Diese biochemische Unterstützung hilft Nervenzellen, länger zu überleben, besser zu kommunizieren und stärkere Gedächtnisnetzwerke zu bilden.

Doch Neuroplastizität wird nicht durch zufällige Aktivitäten aktiviert – sie gedeiht durch Neuheit, Herausforderung und emotionale Beteiligung. Kreuzworträtsel immer wieder zu lösen kann kurzfristig helfen, doch das Gehirn passt sich schnell an und wird effizienter, wodurch der Nutzen abnimmt. Der Schlüssel besteht darin, das Gehirn ständig neuen und abwechslungsreichen Reizen auszusetzen, die Anstrengung und Kreativität erfordern. Tanzen lernen, eine neue Sprache üben, malen beginnen oder sogar die Hand wechseln, mit der man sich die Zähne putzt – all diese Aktivitäten zwingen das Gehirn, neue Muster zu verarbeiten. Diese Anpassung stärkt die neuronale Flexibilität, die wiederum das Gedächtnis unterstützt.

Emotionale Verbindungen spielen eine tiefgreifende Rolle bei der Bildung und Speicherung von Erinnerungen. Die Amygdala, die Emotionen verarbeitet, ist eng mit dem Hippocampus verbunden. Wenn Lernen emotional geprägt ist – durch Freude, Überraschung oder sogar milden Stress – speichert das Gehirn diese Erfahrungen intensiver. Deshalb sind Geschichten, Musik und soziale Interaktionen so kraftvolle Gedächtnisverstärker. Für die Prävention und mögliche Verlangsamung von Alzheimer ist es ebenso wichtig, emotionale Tiefe in den Alltag zu bringen wie körperliche oder geistige Aktivität. Gedächtnistraining sollte sich niemals mechanisch anfühlen – es sollte bedeutungsvoll sein.

Moderne Therapieprogramme nutzen dieses Wissen, um das Gedächtnis durch Assoziationstechniken, sensorische Stimulation und Wiederholung in einem emotional reichen Kontext neu zu trainieren. Nostalgische Musik zu hören oder vertraute Düfte wieder wahrzunehmen kann beispielsweise ruhende neuronale Schaltkreise aktivieren, die mit persönlichen Erinnerungen verbunden sind. Solche Reize können Vergangenheit und Gegenwart verbinden und neuronale Verbindungen stärken, die möglicherweise geschwächt wurden. Familienangehörige und Pflegepersonen können diesen Prozess unterstützen, indem sie zum Erzählen von Geschichten ermutigen, die Sinne aktivieren und positive tägliche Interaktionen fördern.

Schlaf ist ein weiterer entscheidender Faktor für Neuroplastizität. Während des Tiefschlafs konsolidiert das Gehirn Erinnerungen, indem es sie vom Kurzzeitgedächtnis im Hippocampus in langfristige Netzwerke im Kortex überträgt. Wird dieser Prozess durch Schlaflosigkeit, Angst oder schlechte Schlafgewohnheiten gestört, kann dies die Lernfähigkeit und das Erinnerungsvermögen erheblich beeinträchtigen. Regelmäßige Schlafzeiten, reduzierte Lichteinwirkung am Abend sowie Entspannungstechniken wie tiefes Atmen oder Meditation helfen dem Gehirn, genügend Zeit zu erhalten, um Gedächtniswege zu reorganisieren und zu stärken.

Neuroplastizität erinnert uns daran, dass unser Gehirn nicht statisch ist, sondern ein lebendiges Ökosystem. Jeder Gedanke und jede Handlung formt seine Struktur. Der Abbau durch Alzheimer ist kein endgültiges Urteil, sondern eine Herausforderung, das Gleichgewicht zwischen Verfall und Erneuerung wiederherzustellen. Medikamente können zwar begrenzte biochemische Unterstützung bieten, doch die eigentliche Widerstandskraft entsteht durch das Training des Gehirns selbst. Regelmäßige geistige Aktivität, emotionale Stimulation, ausreichende Erholung und lebenslanges Lernen bilden gemeinsam ein starkes Gegenmittel gegen Gedächtnisverlust.

Der Geist reagiert – ähnlich wie ein Muskel – auf regelmäßige Nutzung. Jede mentale Herausforderung erhöht die Widerstandskraft des Gehirns und schützt es vor den Belastungen der Zeit. Die Lehre der Neuroplastizität ist eine Botschaft der Hoffnung: Selbst im Angesicht von Alzheimer bleibt Wachstum möglich. Das menschliche Gehirn ist immer zur Veränderung fähig, und mit den richtigen Werkzeugen können Sie ihm beibringen, sich wieder zu erinnern.

## Die Violine der Erinnerung

Elias war fast fünfzig Jahre lang Geiger gewesen. Die Noten, die einst mühelos aus seinem Instrument flossen, kamen früher so selbstverständlich wie das Atmen. Doch jetzt, mit zweiundsiebzig Jahren, zitterten seine Finger, und die Melodien entglitten seinem Gedächtnis, bevor er sie spielen konnte. Jede vergessene Melodie fühlte sich an wie ein verlorenes Stück seiner selbst. Seine Frau Liana beobachtete ihn vom anderen Ende des Raumes, ihr Herz schmerzte, als er ratlos auf seine Notenblätter starrte. Als der Arzt von einem „frühen kognitiven Abbau“ sprach, hingen die Worte in der Luft wie ein Echo, das nicht verstummen wollte.

Wochenlang vermied Elias seine Geige. Die Stille erfüllte ihr Zuhause, in dem einst Musik lebte. Liana jedoch weigerte sich aufzugeben. Eines Morgens setzte sie sich neben ihn und spielte eine alte Aufnahme – sein erstes Konzert vor Jahrzehnten. Als die Musik den Raum erfüllte, veränderte sich etwas in Elias' Blick. Seine Finger begannen unbewusst zu zucken und folgten dem Rhythmus. Die Melodie öffnete etwas tief in seinem Inneren, und Tränen stiegen ihm in die Augen. „Ich erinnere mich…“, flüsterte er. „Das war das Zugabestück.“

Dieser Moment wurde der Beginn ihres Experiments mit Neuroplastizität, auch wenn sie es damals noch nicht so nannten. Liana hatte über Gedächtnistraining und die Fähigkeit des Gehirns gelesen, sich durch Wiederholung und emotionale Verbindung zu heilen. Jeden Tag übten sie – nicht die komplexen Stücke, die er früher vor großen Publikum gespielt hatte, sondern einfache Tonleitern, kleine Fortschritte. Jeder richtige Ton war wie ein neu entzündetes Neuron, ein wieder geöffnetes neuronales Netzwerk. Elias stolperte oft, doch Liana erinnerte ihn immer wieder daran, dass das Gehirn am besten durch Herausforderungen lernt. „Es ist in Ordnung, etwas zu vergessen", sagte sie. „Jeder Fehler bedeutet, dass dein Gehirn wächst."

Nach jeder Übungseinheit begann Elias zu schreiben – welche Stücke er sich erinnern konnte, welche nicht und wie er sich dabei fühlte. Das Schreiben wurde Teil der Therapie, eine Verstärkung der Erinnerung durch Sprache. Liana führte außerdem neue Aktivitäten ein: Rätsel, Wortspiele und sogar Zeichnen. Anfangs protestierte Elias: „Ich bin doch kein Maler." Doch sie bestand darauf, weil Neuheit entscheidend war, um neue Verbindungen zu schaffen. Langsam entwickelten sich seine Skizzen von zögerlichen Linien zu lebendigen Porträts ihres Gartens, ihrer Enkelkinder und ihrer Instrumente.

Dann kamen die Spaziergänge. Jeden Abend gingen sie gemeinsam durch den Park in ihrer Nähe. Elias beschrieb den Weg laut – nannte die Bäume beim Namen, beschrieb die Farben des Himmels und zitierte Gedichte aus seiner Jugend. Diese verbalen Hinweise aktivierten gleichzeitig räumliche und sprachliche Gehirnkreise und stärkten seine Erinnerung.

Mit der Zeit wurde sein Wortschatz wieder klarer, sein Humor kehrte zurück, und ein Licht in seinen Augen begann zu leuchten, das Liana seit Monaten nicht gesehen hatte.

Eines Abends, als ein sanfter Regen gegen die Fenster klopfte, nahm Elias wieder seine Geige in die Hand. Zuerst zitterten seine Hände, doch dann fand der Bogen die Saiten und erzeugte einen klaren, sanften Ton. Die Melodie war nicht perfekt – aber sie lebte. Während er spielte, bemerkte Liana etwas Erstaunliches: Elias begann zu improvisieren. Er erinnerte sich nicht nur – er erschuf Neues. Die Musik floss frei, eine Mischung aus alten Liedfragmenten und neuen Melodien, ein lebendiges Symbol für sein Gehirn, das neue Verbindungen knüpfte.

Monate später spielte Elias wieder vor Publikum bei einem kleinen Konzert im Gemeindezentrum. Er nannte das Stück „Die Violine der Erinnerung“. Als er fertig war, brandete Applaus auf – nicht weil es perfekt war, sondern weil es triumphierend war. Elias hatte bewiesen, dass das Gehirn – wie Musik – niemals wirklich vergisst, wie man Rhythmus findet. Es muss nur daran erinnert werden.

Als sie Hand in Hand nach Hause gingen, lächelte Liana und flüsterte: „Siehst du? Jede Note, die du heute gespielt hast, war keine Erinnerung – sie war ein neuer Anfang.“ Elias blickte zu den Sternen hinauf und nickte. „Vielleicht“, sagte er leise, „ist der Geist wie ein Lied. Selbst wenn man die Noten verliert, kann man es immer noch aus dem Herzen spielen.“

Und von diesem Tag an übte Elias nicht mehr, um das Verlorene wiederzufinden – sondern um zu feiern, was sein Gehirn noch erschaffen konnte. Seine Genesung war mehr als medizinisch – sie war symphonisch, ein lebendiger Beweis dafür, dass der menschliche Geist, wenn er mit Liebe, Neuheit und Sinn genährt wird, sein eigenes Meisterwerk der Heilung komponieren kann.

# Kapitel 3: Das Gehirn ernähren: Ernährung als Schutz vor kognitivem Abbau

Das Gehirn ist eines der stoffwechselaktivsten Organe des menschlichen Körpers. Obwohl es nur etwa zwei Prozent des gesamten Körpergewichts ausmacht, verbraucht es mehr als zwanzig Prozent unseres Sauerstoffs und unserer Energie. Dadurch reagiert es äußerst empfindlich auf die Qualität des „Brennstoffs", den wir ihm zuführen. Bei der Prävention und möglichen Verlangsamung von Alzheimer geht es bei Ernährung nicht nur um Kalorien oder Diätpläne – es geht um Chemie, die Kontrolle von Entzündungen und den Schutz der Nervenzellen. Jeder Bissen, den Sie zu sich nehmen, kann entweder den kognitiven Abbau fördern oder die zellulären Abwehrmechanismen stärken, die Gedächtnis, Konzentration und geistige Klarheit bewahren.

Lange Zeit glaubten Forscher, dass neurodegenerative Erkrankungen ausschließlich genetisch bedingt seien. Heute zeigt jedoch eine wachsende Zahl wissenschaftlicher Studien, dass die Ernährung eine entscheidende Rolle dabei spielt, ob das Gehirn gesund altert oder frühzeitig abbaut. Eine der führenden Theorien über Alzheimer betrifft eine Insulinresistenz im Gehirn, die oft als „Typ-3-Diabetes" bezeichnet wird. Wenn Nervenzellen ihre Fähigkeit verlieren, Glukose effizient zu nutzen, leiden sie unter Energiemangel, was schließlich zu kognitivem Abbau führt. Ernährungsweisen mit hohem Anteil an raffiniertem Zucker, stark verarbeiteten Kohlenhydraten und Transfetten beschleunigen diesen Prozess. Die Folge sind chronische Entzündungen, oxidativer Stress und gestörte Zellkommunikation – Faktoren, die zur Bildung von Amyloid-Plaques und Tau-Verwicklungen beitragen, den typischen Merkmalen der Alzheimer-Krankheit.

Um dem entgegenzuwirken, haben Neurowissenschaftler mehrere Ernährungsweisen identifiziert, die die Gesundheit des Gehirns fördern. Besonders hervorzuheben sind die mediterrane Ernährung und die sogenannte MIND-Diät. Beide legen den Schwerpunkt auf pflanzliche Lebensmittel, hochwertige Proteine, gesunde Fette und antioxidativ wirkende Nährstoffe. Natives Olivenöl extra, fettreicher Fisch wie Lachs oder Sardinen, grünes Blattgemüse, Beeren, Nüsse und Samen spielen dabei eine zentrale Rolle. Diese Lebensmittel reduzieren Entzündungen, verbessern die Durchblutung und fördern die Neuroplastizität. Olivenöl ist beispielsweise reich an Polyphenolen – Verbindungen, die oxidativen Stress bekämpfen und die Signalübertragung zwischen Nervenzellen verbessern. Beeren enthalten viele Anthocyane, die das Gehirn vor altersbedingten Schäden schützen. Omega-3-Fettsäuren aus Fisch und Leinsamen wiederum tragen dazu bei, die Flexibilität der Zellmembranen von Neuronen zu erhalten, was für eine effiziente Kommunikation zwischen Gehirnzellen entscheidend ist.

Ebenso wichtig ist es, schädliche Substanzen zu reduzieren, die den kognitiven Abbau beschleunigen. Stark verarbeitete Lebensmittel, raffinierter Zucker und übermäßiger Alkoholkonsum erhöhen die Produktion freier Radikale und stören das empfindliche biochemische Gleichgewicht des Gehirns. Mit der Zeit beeinträchtigen diese Faktoren die Funktion der Mitochondrien und verringern die Fähigkeit des Gehirns, Energie zu produzieren. Mitochondrien sind die Kraftwerke jeder Nervenzelle – wenn sie schwächer werden, lässt auch das Gedächtnis nach. Das Vermeiden dieser Belastungen und gleichzeitig der regelmäßige Verzehr nährstoffreicher, entzündungshemmender Lebensmittel hilft, die Integrität der Mitochondrien zu erhalten und die Nervenzellen leistungsfähig zu halten.

Antioxidantien wie die Vitamine C und E sowie pflanzliche Wirkstoffe wie Curcumin (aus Kurkuma), Resveratrol (aus Trauben und Rotwein) und Quercetin (in Äpfeln und Zwiebeln) neutralisieren freie Radikale, bevor sie Gehirngewebe schädigen können. Curcumin ist besonders bemerkenswert, da es nicht nur Entzündungen reduziert, sondern auch dabei helfen kann, Amyloid-Plaques zu reduzieren. Der regelmäßige Verzehr von Kurkuma – insbesondere in Kombination mit schwarzem Pfeffer, der die Aufnahme verbessert – wurde in einigen Bevölkerungsgruppen mit niedrigeren Alzheimer-Raten in Verbindung gebracht. Kreuzblütlergemüse wie Brokkoli oder Grünkohl unterstützt zudem die natürlichen Entgiftungsprozesse des Körpers und hilft Leber und Gehirn dabei, schädliche Stoffe auszuscheiden.

Ein weiterer oft unterschätzter Faktor für die Gesundheit des Gehirns ist die ausreichende Flüssigkeitszufuhr. Schon leichte Dehydration kann Konzentration, Kurzzeitgedächtnis und Entscheidungsfähigkeit beeinträchtigen. Wasser unterstützt den Transport von Nährstoffen, die Ausscheidung von Giftstoffen und die elektrische Signalübertragung zwischen Nervenzellen. Ein gut hydriertes Gehirn arbeitet effizienter und unterstützt sowohl kognitive als auch emotionale Stabilität.

Auch die Verbindung zwischen Darm und Gehirn spielt eine entscheidende Rolle. Das Mikrobiom – die Billionen von Bakterien im Verdauungssystem – beeinflusst über die sogenannte Darm-Gehirn-Achse direkt die Gehirnfunktion. Ein gestörtes Mikrobiom, häufig verursacht durch Antibiotika, stark verarbeitete Lebensmittel oder chronischen Stress, kann systemische Entzündungen auslösen, die auch das Gehirn erreichen. Probiotische Lebensmittel wie Joghurt, Kefir, Kimchi oder Sauerkraut sowie präbiotische Ballaststoffe aus Knoblauch, Zwiebeln und Bananen können diese Verbindung stärken. Ein ausgeglichenes Mikrobiom unterstützt die Produktion von Neurotransmittern, reguliert das Immunsystem und fördert geistige Klarheit.

Schließlich hat sich auch intermittierendes Fasten als vielversprechende Methode zur Regeneration von Gehirnzellen erwiesen. Wenn der Körper kurze Fastenphasen durchläuft, aktiviert er einen Prozess namens Autophagie – eine Art zelluläre „Reinigung“, bei der beschädigte Zellbestandteile entfernt werden, darunter auch fehlgefaltete Proteine, die zur Alzheimer-Krankheit beitragen. Fasten erhöht außerdem die Produktion von Ketonen, die den Nervenzellen eine alternative, sauberere Energiequelle liefern. Studien zeigen, dass bereits ein nächtliches Fasten von zwölf bis vierzehn Stunden die kognitive Leistungsfähigkeit verbessern und vor neurodegenerativen Prozessen schützen kann.

Die Botschaft ist klar: Ernährung ist nicht nur Versorgung – sie ist Medizin. Die Lebensmittel, die Sie täglich wählen, können Ihr Gehirn auf Vitalität, Widerstandskraft und Regeneration programmieren. In Kombination mit Bewegung, geistiger Aktivität und ausreichender Erholung wird eine gehirnfreundliche Ernährung zu einem der wichtigsten Grundpfeiler der Alzheimer-Prävention. Sie ernähren damit buchstäblich Ihre Erinnerungen, Ihre Konzentration und Ihre Zukunft.

## Die Küche der Erneuerung

Jeden Morgen erfüllte der Duft von frisch gebrühtem Kaffee Rosas Küche. Jahrelang war das Frühstück ein Ritual der Gewohnheit gewesen – Weißbrot, Butter und süße Marmelade. Es erinnerte sie an ihre Kindheit, an das bescheidene Haus ihrer Eltern in Portugal und an die Morgenstunden, in denen ihre Mutter beim Marmeladestreichen leise vor sich hin sang. Doch mit achtundsechzig Jahren bemerkte Rosa, dass ihr immer öfter Dinge entglitten. Namen verschwanden aus ihrem Gedächtnis. Schlüssel schienen plötzlich unauffindbar. Manchmal wusste sie nicht einmal mehr, ob sie überhaupt schon gefrühstückt hatte. Ihre Tochter Ana machte sich still Sorgen, sagte jedoch lange nichts – bis zu dem Tag, an dem Rosa den Herd stundenlang eingeschaltet ließ.

An diesem Abend setzte Ana ihre Mutter vorsichtig an den Küchentisch. „Mama“, sagte sie ruhig, „ich glaube, dein Körper bittet dich um eine Veränderung.“ Rosa runzelte die Stirn. „Ich esse doch gut. Du bist mit meinem Essen groß geworden.“ Ana lächelte sanft. „Ja, aber dein Gehirn braucht jetzt mehr als nur

Geschmack. Es braucht Schutz.“ Sie erklärte, dass bestimmte Lebensmittel den Geist unterstützen können – dass die richtigen Öle, Gemüse und Gewürze helfen können, das zu stärken, was die Zeit langsam schwächt. Rosa hörte zu, skeptisch, aber neugierig. „Du meinst, ich kann mein Gedächtnis mit Essen verbessern?“ Ana nickte. „Du kannst ihm helfen zu heilen.“

Am nächsten Morgen begannen sie, die Küche zu verändern. Das alte Weißbrot verschwand und wurde durch Haferflocken, Chiasamen und Beeren ersetzt. Olivenöl ersetzte die Butter. Der Kühlschrank füllte sich mit Spinat, Grünkohl, Brokkoli, Lachs sowie Gläsern voller Walnüsse und Mandeln. Zuerst beschwerte sich Rosa, dass alles zu „grün“ schmecke. Doch schon nach einer Woche bemerkte sie etwas Subtiles – eine Leichtigkeit im Körper, klarere Gedanken beim Lesen und die Fähigkeit, sich wieder leichter an die Namen ihrer Nachbarn zu erinnern.

Kochen wurde bald zu ihrem gemeinsamen Experiment. Sie bereiteten farbenreiche Gerichte zu: gegrillten Lachs mit Zitrone und Kräutern, Spinatomeletts und Kurkumasuppen, die die Küche golden färbten. Rosa lernte, schwarzen Pfeffer zu Kurkuma hinzuzufügen, weil Ana gelesen hatte, dass dies die Aufnahme verbessert. Sie lachten, als Rosa begann, das Gewürz ihre „goldene Medizin“ zu nennen. Während sie kochten, spielte Ana Musik – alte Fado-Lieder, die längst vergessene Erinnerungen in Rosa wachriefen. „Dieses Lied“, sagte Rosa eines Nachmittags und hielt den Kochlöffel inne, „dein Vater hat es immer gesungen, wenn er das Dach repariert hat.“ Es war Jahre her, seit sie daran gedacht hatte.

Mit der Zeit wurde die Küche mehr als nur ein Ort zum Essen – sie wurde Rosas persönlicher Therapieraum. Sie begann, ein kleines Tagebuch über ihre Mahlzeiten zu führen und zu notieren, wie sie sich danach fühlte. Wenn sie zu wenig Wasser trank, fühlte sie sich benommen. Wenn sie nachts länger fastete, waren ihre Gedanken am Morgen klarer. Diese Muster faszinierten sie. Es war, als hätte ihr Körper nur darauf gewartet, dass sie endlich zuhörte.

Monate später war Rosas Arzt überrascht über ihre kognitiven Fortschritte. Ihre Cholesterinwerte waren gesunken, ihre Energie war gestiegen, und ihre Gedächtnistests hatten sich stabilisiert. Rosa lächelte stolz und sagte: „Es müssen die Oliven und der Kurkuma sein.“ Doch tief im Inneren wusste sie, dass es mehr war – es war die Liebe und die Aufmerksamkeit, die sie nun in jede Mahlzeit legte.

Eines Abends, während sie einen Topf Linseneintopf umrührte, dachte Rosa über ihre Veränderung nach. Die Küche, die einst nur Routine gewesen war, war zu einem Ort der Erneuerung geworden. Nahrung, erkannte sie, war nicht nur Energie – sie war Kommunikation mit ihrem Gehirn. Jede Zutat war ein Wort der Heilung, jede Mahlzeit ein Satz der Hoffnung.

Als Ana zum Abendessen kam, servierte Rosa ihr Lieblingsgericht – gegrilltes Gemüse mit Olivenöl und Zitrone. „Probier das", sagte sie stolz. „Das ist meine Gedächtnis-Medizin." Sie lachten und stießen mit Wassergläsern an, als wären es Weingläser.

Später in der Nacht stand Rosa allein in ihrer Küche, im warmen Licht des Herds. Leise flüsterte sie: „Ich ernähre meinen Geist." Die Worte schwebten in der Luft wie ein Gebet. Zum ersten Mal seit Jahren hatte sie keine Angst mehr vor dem Vergessen – sie war zu sehr damit beschäftigt, sich daran zu erinnern, wie man die Zukunft nährt.

# Kapitel 4: Bewegung und Sauerstoff – Wie körperliche Aktivität die Gehirnfunktion wieder aufbaut

Das menschliche Gehirn wird nicht nur durch Gedanken geformt – es wird durch Bewegung modelliert. Jeder Schritt, jede Dehnung und jeder Atemzug sendet Energiewellen durch den Körper, die das Nervensystem erreichen und Stimmung, Konzentration und kognitive Fähigkeiten beeinflussen. Lange Zeit wurde körperliche Aktivität nur als Mittel zur körperlichen Fitness betrachtet. Doch die moderne Neurowissenschaft zeigt, dass Bewegung eine Medizin für den Geist ist. Bei der Prävention und möglichen Verlangsamung von Alzheimer gehört Bewegung zu den wirksamsten und zugleich zugänglichsten Maßnahmen, die der Wissenschaft bekannt sind. Sie erhält das Gehirn nicht nur – sie hilft, es neu aufzubauen.

Wenn Sie Ihren Körper bewegen, schlägt Ihr Herz schneller und pumpt mehr Blut durch den Körper. Dadurch gelangen mehr Sauerstoff und Nährstoffe zu allen Organen. Das Gehirn, das den höchsten Sauerstoffbedarf hat, profitiert davon besonders stark. Die erhöhte Durchblutung fördert das Wachstum neuer Kapillaren und verbessert die Versorgung der Nervenzellen mit Glukose und Sauerstoff. Dadurch steigt die Energieproduktion im Gehirn, sodass Nervenzellen effizienter arbeiten können. Noch wichtiger ist jedoch, dass körperliche Aktivität die Freisetzung eines entscheidenden Proteins auslöst: des sogenannten brain-derived neurotrophic factor (BDNF). Dieses Protein spielt eine zentrale Rolle bei Neuroplastizität und Neurogenese. BDNF unterstützt die Bildung neuer synaptischer Verbindungen und sogar die Entstehung neuer Nervenzellen im Hippocampus – dem Gedächtniszentrum des Gehirns.

Studien zeigen, dass regelmäßige körperliche Aktivität das Volumen des Hippocampus erhöhen, die exekutiven Funktionen verbessern und das Fortschreiten von Alzheimer-Symptomen verlangsamen kann. Bewegung reduziert außerdem Insulinresistenz und Entzündungen – zwei der wichtigsten Ursachen für kognitiven Abbau. Sie verbessert die Fähigkeit des Gehirns, Abfallstoffe – einschließlich Amyloid-Beta-Plaques – über bessere Durchblutung und lymphatische Prozesse abzubauen. Die Vorteile sind sowohl unmittelbar als auch langfristig. Nach einer einzigen Trainingseinheit können Sie bereits eine bessere Konzentration und Stimmung erleben. Nach Monaten regelmäßiger Bewegung beginnen sich sogar strukturelle Veränderungen im Gehirn zu zeigen.

Die Art der Bewegung ist weniger entscheidend als ihre Regelmäßigkeit und Intensität. Aerobe Aktivitäten wie zügiges Gehen, Radfahren, Schwimmen oder Tanzen zeigen besonders starke Effekte auf die kognitive Gesundheit, da sie die Sauerstoffversorgung und die Herz-Kreislauf-Fitness verbessern. Krafttraining bietet jedoch ebenfalls wichtige Vorteile. Das Heben von Gewichten oder Übungen mit dem eigenen Körpergewicht verbessern Muskelkraft und Stoffwechselbalance, wodurch Wachstumsfaktoren freigesetzt werden, die sowohl Gehirn als auch Körper unterstützen. Selbst sanfte Bewegungsformen wie Yoga, Tai Chi oder Qigong können Koordination, Gleichgewicht und emotionale Regulation verbessern und somit körperliche und neurologische Gesundheit miteinander verbinden.

Der Mechanismus ist einfach, aber tiefgreifend: Bewegung erzeugt Energie, Energie schafft Verbindung, und Verbindung baut Widerstandskraft auf. Jede körperliche Aktivität stärkt nicht nur die Muskeln, sondern auch die neuronalen Netzwerke, die für Bewegungskontrolle, Konzentration und Gedächtnis verantwortlich sind. Bewegung erhöht außerdem die Spiegel von Dopamin und Serotonin, was die Stimmung verbessert und Angst reduziert – zwei entscheidende Faktoren für den Schutz der kognitiven Fähigkeiten. Bei der Alzheimer-Prävention ist es ebenso wichtig, chronischen

Stress zu reduzieren, wie Wachstum im Gehirn zu fördern, und Bewegung erfüllt beide Aufgaben gleichzeitig.

Ein weiterer entscheidender Vorteil körperlicher Aktivität liegt in ihrem Einfluss auf den Sauerstoffstoffwechsel. Das alternde Gehirn leidet häufig unter einer verminderten Durchblutung – ein Zustand, bei dem weniger Blut und Sauerstoff die Nervenzellen erreichen. Bewegung kann diesem Prozess entgegenwirken, indem sie neue Gefäßnetzwerke bildet und die Effizienz der Mitochondrien verbessert. Mitochondrien, die Energieproduzenten der Zellen, werden durch regelmäßige Bewegung zahlreicher und leistungsfähiger. Diese erhöhte Energieverfügbarkeit ermöglicht es Nervenzellen, effizienter zu arbeiten, was klareres Denken, stärkeres Gedächtnis und größere Anpassungsfähigkeit unterstützt.

Bewegung in den Alltag zu integrieren erfordert weder teure Geräte noch stundenlange Trainingseinheiten im Fitnessstudio. Ein zwanzigminütiger Spaziergang am Morgen kann das Gehirn stärker aktivieren als eine Tasse Kaffee. Treppensteigen statt Aufzugfahren stärkt nicht nur die Beine, sondern stimuliert auch den präfrontalen Kortex. Gartenarbeit, Tanzen oder sogar Hausarbeit – all diese Aktivitäten fördern Bewegungsmuster und geistige Wachsamkeit. Der Schlüssel liegt in Regelmäßigkeit und Freude. Bewegung, die mit Freude und Bewusstsein ausgeführt wird, erzeugt stärkere neurologische Effekte als Bewegung, die nur mechanisch ausgeführt wird.

Schlaf und Erholung sind die stillen Partner körperlicher Aktivität. Während der Ruhephasen regenerieren sich Nervenzellen und neu erlernte Bewegungsmuster werden im Gehirn gefestigt. Übertraining oder chronische Erschöpfung können hingegen den Cortisolspiegel erhöhen und die Neurogenese beeinträchtigen, die Bewegung eigentlich fördern soll. Für Menschen mit kognitiven Herausforderungen ist es daher wichtig, ein Gleichgewicht zwischen Aktivität und Erholung zu finden – ein natürlicher Rhythmus aus Anstrengung und Regeneration.

Die Schönheit der Bewegung liegt in ihrer Einfachheit. Sie erfordert keine Rezepte oder Medikamente – nur Teilnahme. Das Gehirn eines Menschen mit Alzheimer muss sich nicht der Bewegungslosigkeit ergeben. Jede Bewegung sendet eine Botschaft an Körper und Geist: „Ich lebe noch. Ich lerne noch." Durch Bewegung, Sauerstoff und Energie kann das menschliche Gehirn seinen Rhythmus wiederfinden und die Harmonie zwischen körperlicher Vitalität und geistiger Klarheit neu entdecken.

## Der Spaziergang, der alles veränderte

Bevor die Diagnose kam, war Michael Architekt gewesen. Seine Tage waren erfüllt von Skizzen, Modellen und dem Rhythmus des Erschaffens. Doch als mit einundsechzig Jahren erste Alzheimer-Symptome auftraten, zog er sich aus der Welt zurück, die ihm einst Sinn gegeben hatte. Die Baupläne sammelten Staub, und seine einst präzise Handschrift wurde unsicher. „Es fühlt sich an, als würde mein Verstand schneller verschwinden, als ich denken kann", sagte er eines Abends zu seiner Frau Emma. Sie sah die Resignation in seinen Augen – dieses stille Aufgeben, das entsteht, wenn jemand glaubt, nicht mehr kämpfen zu können.

Eines Morgens überredete Emma ihn zu einem Spaziergang. Es war ein kühler Frühlingstag, und der Park in ihrer Nähe roch nach frischem Regen. „Nur fünfzehn Minuten", sagte sie und legte ihren Arm in seinen. Zunächst gingen sie schweigend. Michaels Schritte waren unsicher, seine Gedanken wirr. Doch während sie weitergingen, begann sich etwas zu verändern. Die Luft fühlte sich leichter an. Sein Brustkorb weitete sich mit jedem Atemzug. „Es ist seltsam", sagte er schließlich leise. „Die Welt wirkt klarer." Emma lächelte. „Das ist Sauerstoff", antwortete sie. „Dein Gehirn wacht auf."

Aus fünfzehn Minuten wurden bald dreißig, dann sechzig. Das Gehen wurde zu ihrem täglichen Ritual. Jeden Morgen bei

Sonnenaufgang gingen sie gemeinsam los – manchmal redeten sie, manchmal hörten sie nur dem Wind zu. Der Rhythmus ihrer Schritte wurde zu einer Art Meditation. Mit jedem Schritt schienen sich Michaels Gedanken zu ordnen. Sein Arzt bemerkte bei der nächsten Untersuchung Verbesserungen: sein Gleichgewicht war stabiler, sein Erinnerungsvermögen schneller. Die Gehirnscans zeigten sogar eine bessere Durchblutung im Frontallappen. „Was immer Sie tun", sagte der Arzt, „gehen Sie weiter."

Ermutigt führte Emma neue Aktivitäten ein. Zweimal pro Woche gingen sie gemeinsam schwimmen. Anfangs war Michael zögerlich, doch bald fand er Freude in der sanften Bewegung im Wasser. Sie erinnerte ihn an die geschwungenen Brücken, die er früher entworfen hatte – Bewegung konnte gleichzeitig kraftvoll und elegant sein. Schwimmen wurde zu einer bewegten Meditation, bei der sich sein Geist auf jeden Atemzug und jede Bewegung konzentrierte. Später begann er mit leichtem Krafttraining und hob kleine Gewichte im Wohnzimmer. „Ich baue etwas wieder auf", sagte er eines Tages zu Emma, „und es sind nicht nur Muskeln."

Monate vergingen, und Michaels Veränderung wurde immer deutlicher. Er begann wieder, die Namen alter Kollegen zu erinnern, zeichnete erneut Skizzen und summte beim Arbeiten leise Melodien. Seine Energie kehrte zurück, und mit ihr sein

Selbstvertrauen. Er begann ein Notizbuch mit „Spaziergangsgedanken“ zu führen – Ideen, die ihm während ihrer täglichen Runden kamen. „Es ist, als würde mein Gehirn neue Straßen bauen“, sagte er eines Abends, als die Sonne hinter ihnen unterging. Emma lächelte und drückte seine Hand. „Genau das tut es.“

Doch die tiefste Veränderung war emotional. Michaels Angst begann zu verschwinden und wurde durch eine Ruhe ersetzt, die er seit Jahren nicht mehr gespürt hatte. Bewegung war mehr als körperliche Aktivität geworden – sie war Verbindung. Jeder Atemzug füllte ihn nicht nur mit Sauerstoff, sondern auch mit Hoffnung. Er begann wieder zu lachen, Gespräche zu führen und die Freude am Leben neu zu entdecken.

An seinem dreiundsechzigsten Geburtstag stand Michael am Rand desselben Parks, in dem sie zwei Jahre zuvor begonnen hatten. Er blickte Emma an und sagte: „Erinnerst du dich, wie viel Angst ich damals hatte?“ Sie nickte. „Du dachtest, du würdest es nicht einmal um den See schaffen.“ Michael lächelte. „Jetzt könnte ich ihn zweimal umrunden.“ Und genau das taten sie.

Am Abend nahm Michael eines seiner alten Skizzenbücher zur Hand. Auf eine leere Seite zeichnete er zwei Menschen, die unter Bäumen spazieren gingen, umgeben von gewundenen

Wegen. Oben auf die Seite schrieb er: Bewegung ist Erinnerung in Bewegung.

Es war ein Satz, der alles zusammenfasste, was er gelernt hatte – dass das Leben, genau wie Architektur, immer auf Bewegung, Struktur und Fluss aufgebaut sein muss.

Michael entwarf nie wieder Gebäude. Doch auf eine andere Weise wurde er zu einem neuen Architekten – einem, der Wege in seinem eigenen Gehirn baute, Schritt für Schritt. Seine Geschichte wurde zu einem lebendigen Beweis dafür, dass der Körper, wenn er mit Bewusstsein bewegt wird, den Geist wieder aufbauen kann, der einst verloren schien. Und jeden Morgen danach, wenn die Sonne über dem Park aufging, gingen sie weiter – jeder Schritt ein stiller Widerstand gegen das Vergessen.

# Kapitel 5: Die Verbindung zwischen Geist und Körper – Stress, Hormone und kognitives Gleichgewicht

Geist und Körper sind keine getrennten Einheiten – sie sind zwei Ausdrucksformen desselben lebendigen Systems. Wenn einer leidet, reagiert der andere. Nirgendwo wird dies deutlicher als in der Beziehung zwischen chronischem Stress, Hormonen und der Gesundheit des Gehirns. In der Alzheimer-Forschung ist der Einfluss von Stress auf den kognitiven Abbau erheblich. Chronischer Stress macht uns nicht nur ängstlich oder müde – er verändert die Struktur, Chemie und langfristige Funktion des Gehirns. Um Gedächtnis und geistige Klarheit zu bewahren, müssen wir lernen, den inneren Sturm des Stresses zu regulieren, bevor er die Grundlagen unseres Geistes untergräbt.

Der menschliche Körper ist für kurze Stressphasen ausgelegt. Wenn Gefahr auftritt, aktiviert das Gehirn die sogenannte „Kampf-oder-Flucht"-Reaktion und setzt Hormone wie Cortisol und Adrenalin frei, um die Aufmerksamkeit zu schärfen und Energie zu mobilisieren. Dieser uralte Überlebensmechanismus ist für kurzfristige Bedrohungen nützlich, wird jedoch zerstörerisch, wenn er ständig aktiviert bleibt. Das moderne Leben hat kurzfristigen Stress in einen chronischen Zustand verwandelt. Tägliche Belastungen – Arbeit, Finanzen, soziale Medien und emotionale Spannungen – halten den Cortisolspiegel dauerhaft erhöht und verhindern, dass das Gehirn in seinen natürlichen Gleichgewichtszustand zurückkehrt. Mit der Zeit schädigt diese biochemische Überlastung Nervenzellen, besonders im Hippocampus, wo Erinnerungen gebildet und gespeichert werden.

Cortisol kann, wenn es dauerhaft in zu hoher Konzentration vorhanden ist, dendritische Verzweigungen verkleinern und die Neurogenese unterdrücken, wodurch es schwieriger wird, neue Erinnerungen zu bilden. Außerdem stört es den Schlaf, den Blutzuckerhaushalt und die Funktion des Immunsystems – alles Faktoren, die für die Gesundheit des Gehirns entscheidend sind. Chronischer Stress erhöht zudem Entzündungen und oxidativen Stress und beschleunigt damit genau jene zellulären Schäden, die auch bei Alzheimer beobachtet werden. Im Grunde hinterlässt jede unregulierte emotionale Reaktion einen physischen Abdruck im Gehirn und formt seine Verschaltung zunehmend in Richtung Wachsamkeit und Angst statt Ruhe und Kreativität.

Doch derselbe Mechanismus, der Stress schädlich machen kann, kann auch zur Heilung genutzt werden. Durch bewusstes Wahrnehmen, Atmung und Achtsamkeit können wir den hormonellen Zustand unseres Körpers in Echtzeit verändern. Der Vagusnerv, der das Gehirn mit fast allen wichtigen Organen verbindet, fungiert dabei als Brücke zwischen Nervensystem und Körper. Tiefe, rhythmische Atmung, Meditation und Dankbarkeitsübungen aktivieren das parasympathische Nervensystem – den „Ruhe-und-Regenerations"-Modus. Dieser senkt den Cortisolspiegel, verlangsamt den Herzschlag und fördert die zelluläre Heilung. Dadurch kann das Gehirn Energie sparen, die Durchblutung verbessern und die Produktion von Neurotransmittern optimieren.

Ein hormonelles Gleichgewicht spielt ebenfalls eine wichtige Rolle beim Schutz des Gehirns vor Abbauprozessen. Östrogen, Progesteron und Testosteron besitzen alle neuroprotektive Eigenschaften. Sowohl bei Männern als auch bei Frauen unterstützen diese Hormone die synaptische Dichte, regulieren Entzündungen und verbessern den Glukosestoffwechsel in den Nervenzellen. Mit zunehmendem Alter nimmt ihre Produktion jedoch ab, wodurch das Gehirn anfälliger für Schäden wird. Lebensstilmaßnahmen wie regelmäßige Bewegung, ausgewogene Ernährung, Stressmanagement und guter Schlaf können helfen, den Hormonhaushalt auf natürliche Weise zu stabilisieren. Auch adaptogene Pflanzenstoffe wie Ashwagandha, Rhodiola und Maca zeigen in Studien vielversprechende Wirkungen bei der

Regulierung von Cortisol und der Unterstützung des hormonellen Gleichgewichts.

Eine der effektivsten Strategien für langfristige geistige Widerstandskraft ist die Entwicklung emotionaler Intelligenz. Dabei geht es nicht darum, Stress zu unterdrücken, sondern ihn zu transformieren. Emotionale Achtsamkeit hilft uns, erste Anzeichen von Spannung zu erkennen und bewusst statt impulsiv zu reagieren. Techniken wie Tagebuchschreiben, Visualisierung und Selbstreflexion stärken den präfrontalen Kortex – die Gehirnregion, die für rationales Denken und Impulskontrolle verantwortlich ist. Mit Übung trainiert diese mentale Disziplin das Gehirn, aus angstbasierten Denkschleifen auszusteigen und Zustände ruhiger Konzentration zu erreichen.

Gemeinschaft und soziale Verbundenheit wirken ebenfalls stark gegen Stress. Einsamkeit und Isolation wurden mit höheren Demenzraten in Verbindung gebracht, da sie Stresshormone erhöhen und geistige Stimulation verringern. Menschen sind soziale Wesen, und gemeinsames Lachen, Berührung und Gespräche senken den Cortisolspiegel und erhöhen gleichzeitig Oxytocin und Serotonin – zwei Hormone, die emotionale und neuronale Schäden reparieren können. Ein starkes soziales Netzwerk aus Familie, Freunden oder

Gemeinschaftsgruppen wirkt daher wie ein biologischer Schutzschild gegen kognitiven Abbau.

Schließlich vervollständigt erholsamer Schlaf diesen Kreislauf. Stress ohne Erholung erschöpft die neuronalen Energiereserven und stört den zirkadianen Rhythmus. Während des Schlafs stellt das Gehirn sein hormonelles Gleichgewicht wieder her, entfernt Stoffwechselabfälle und verarbeitet emotionale Erinnerungen. Ohne ausreichenden Schlaf können selbst die beste Ernährung oder Bewegung das Gehirn nicht vollständig schützen. Meditation vor dem Schlafengehen, sanfte Dehnübungen oder Dankbarkeitsrituale können den Übergang in den Schlaf erleichtern und dem Nervensystem helfen, im Gleichgewicht zu bleiben.

Die Verbindung zwischen Geist und Körper ist keine Metapher – sie ist eine biologische Realität. Jeder Gedanke erzeugt eine chemische Reaktion, und jede Emotion formt die Architektur unseres Gehirns. Wenn wir lernen, unsere Stressreaktionen zu meistern, können wir den Körper vom Überlebensmodus in den Heilungsmodus versetzen. Das Ziel ist nicht, Stress vollständig zu vermeiden, sondern ihn zu trainieren – ihn von einer Quelle des Abbaus in ein Signal für Erneuerung zu verwandeln. In diesem Gleichgewicht liegt eine der stärksten Verteidigungen gegen Alzheimer: die Fähigkeit, in einer Welt, die oft vergessen hat zu atmen, ruhig, verbunden und bewusst zu bleiben.

## Die Ruhe im Sturm

Isabella war immer das Zentrum ihrer Familie gewesen. Als Mutter von drei Kindern und Besitzerin eines kleinen Unternehmens lebte sie für Verantwortung. Ihre Tage begannen vor Sonnenaufgang und endeten lange nach Mitternacht. Sie nannte es einfach „das tun, was getan werden muss". Doch als sie sich ihren späten Fünfzigern näherte, begann sich etwas zu verändern. Das Tempo, das sie früher mühelos bewältigt hatte, fühlte sich plötzlich schwerer an. Sie begann, einfache Dinge zu vergessen – wo sie ihre Schlüssel abgelegt hatte, die Namen von Kunden oder sogar Geburtstage. „Ich bin nur müde", sagte sie sich immer wieder. Doch tief in ihrem Inneren spürte sie eine leise Unruhe.

Eines Abends fand ihre älteste Tochter sie nach dem Abendessen in der Küche sitzend, still ins Leere blickend. „Mama, geht es dir gut?" fragte sie vorsichtig. Isabella lächelte schwach. „Ich denke nur nach." Was sie jedoch nicht sagte, war, dass ihre Gedanken sich ständig im Kreis drehten – endlose Sorgen über Arbeit, Geld und ihre alternden Eltern. Später bestätigte ihr Arzt, was sie bereits vermutet hatte: chronischer Stress begann, ihre kognitiven Fähigkeiten zu beeinträchtigen. „Ihr Gehirn läuft seit Jahren im Übermodus", sagte er. „Es ist Zeit, langsamer zu werden, bevor es Sie dazu zwingt."

Am Anfang schien es unmöglich, langsamer zu werden. Stress war zu einem Teil ihrer Identität geworden. Doch sie begann mit etwas Einfachem: Atmung. Jeden Morgen, bevor sie ihr Telefon überprüfte oder Kaffee kochte, setzte sich Isabella fünf Minuten lang still hin. Sie schloss die Augen, atmete tief durch die Nase ein und langsam wieder aus, während sie bis vier zählte. In der ersten Woche fühlte es sich unangenehm an. Ihr Geist wollte sofort zur To-do-Liste zurückkehren. Doch in der zweiten Woche begann sich etwas zu verändern. Ihr Herzschlag verlangsamte sich, ihre Schultern entspannten sich, und zum ersten Mal seit Jahren fühlte sie sich wirklich im Moment.

Ermutigt begann Isabella zusätzlich, abends Spaziergänge am See in der Nähe ihres Hauses zu machen. Das Mondlicht spiegelte sich auf dem Wasser und beruhigte ihren Geist. „Es ist seltsam", sagte sie eines Abends zu ihrer Tochter, „je ruhiger ich werde, desto mehr erinnere ich mich." Mit den Monaten ließen ihre Symptome nach. Sie vergaß weniger Termine, und ihre Angst verschwand allmählich. Sie erkannte, dass Frieden nicht die Abwesenheit von Problemen ist –

sondern die Fähigkeit, ihnen zu begegnen, ohne sich selbst zu verlieren.

Isabella begann auch, vor dem Schlafengehen Tagebuch zu schreiben. Anfangs schrieb sie über Stress, Sorgen und Bedauern. Doch langsam wandelte sich ihr Schreiben zu Dankbarkeit. Jeden Abend notierte sie drei Dinge, die an diesem Tag gut gelaufen waren. Manchmal waren es einfache Dinge wie „die Suppe hat gut geschmeckt“ oder „ich habe mit meinem Sohn gelacht“. Diese Dankbarkeit veränderte ihre Gedanken und ließ die ständige Alarmbereitschaft ihres Geistes nach.

Ihre Familie bemerkte die Veränderung. Ihr Lachen kehrte zurück, ihre Stimme wurde ruhiger, und ihre Augen strahlten wieder dieselbe Wärme aus wie früher. Eines Nachmittags umarmte ihre Tochter sie und flüsterte: „Du strahlst wieder.“ Isabella lächelte und erkannte, dass sie nicht nur ihre Gewohnheiten verändert hatte – sie hatte ihre eigene Körperchemie verändert.

Monate später lächelte ihr Arzt, als er ihre Untersuchungsergebnisse betrachtete. „Ihre Cortisolwerte sind wieder normal“, sagte er. „Sie haben Ihrem Gehirn die Ruhe gegeben, die es brauchte.“ Isabella verließ die Praxis und blieb einen Moment lang im Auto sitzen. Sie sah aus dem Fenster und beobachtete die Blätter, die im Wind tanzten. Jahrelang hatte sie im Sturm gelebt. Nun hatte sie gelernt, die Ruhe darin zu finden.

Ihr Leben war immer noch beschäftigt, doch sie ging anders damit um. Wenn Herausforderungen auftauchten, hielt sie inne, atmete tief ein und erinnerte sich: Mein Geist hört auf meinen Atem.

Ihr neuer Rhythmus war kein Rhythmus der Erschöpfung mehr – sondern des Gleichgewichts. Stress beherrschte sie nicht länger; er erinnerte sie lediglich an ihre Stärke.

Am Ende gewann Isabella nicht nur ihr Gedächtnis zurück – sie gewann ihren inneren Frieden zurück. Der Sturm verschwand nie vollständig, doch er definierte sie nicht mehr. Sie hatte entdeckt, was viele Menschen ihr ganzes Leben lang suchen: dass der Geist nicht durch Kontrolle heilt, sondern durch Loslassen.

Und jedes Mal, wenn sie die Augen schloss und tief atmete, kehrte sie zu dieser Wahrheit zurück – zu dem stillen Zufluchtsort in sich selbst.

# Kapitel 6: Schlaf und Regeneration – Wie tiefe Ruhe Körper und Geist repariert

Schlaf ist der mächtigste und zugleich am meisten unterschätzte Heilungsprozess des menschlichen Körpers. Jede Nacht führt das Gehirn eine Art innere Reinigung durch – es repariert Gewebe, festigt Erinnerungen, gleicht Hormone aus und entfernt Giftstoffe, die sich im Laufe des Tages ansammeln. Wird der Schlaf verkürzt, unterbrochen oder ist er von schlechter Qualität, funktioniert diese wichtige Wartung nicht richtig, und mit der Zeit sammeln sich Schäden an. Im Zusammenhang mit der Alzheimer-Krankheit ist schlechter Schlaf nicht nur ein Symptom, sondern auch eine Ursache und ein Beschleuniger des kognitiven Abbaus. Tiefer, erholsamer Schlaf ist ein verborgener Schlüssel zum Schutz des Gehirns und zur Verlängerung geistiger Leistungsfähigkeit.

Im Laufe des Tages arbeiten die Nervenzellen des Gehirns unermüdlich daran, Informationen zu verarbeiten, Emotionen zu regulieren und Körperfunktionen zu koordinieren. Dabei entstehen Abfallprodukte, darunter Amyloid-Beta-Proteine – dieselben Substanzen, die die Plaques bilden, die bei Alzheimer beobachtet werden. Während des Schlafs, besonders in den Tiefschlafphasen, aktiviert das Gehirn sein sogenanntes glymphatisches System – ein Netzwerk aus Flüssigkeitskanälen, das diese Giftstoffe aus dem Gehirn spült. Man kann sich diesen Prozess wie eine nächtliche Reinigung des Nervensystems vorstellen. Ohne ausreichend Tiefschlaf wird dieser Reinigungsmechanismus gestört, wodurch sich schädliche Substanzen ansammeln können, die Nervengewebe schädigen und Gedächtnisverlust beschleunigen.

Schlaf stärkt außerdem die Neuroplastizität. Während der Ruhephase überträgt das Gehirn Erinnerungen aus dem Kurzzeitgedächtnis im Hippocampus in langfristige Speicherbereiche im Kortex. Deshalb haben Menschen oft das Gefühl, dass Probleme klarer erscheinen oder neue Ideen nach einer guten Nacht Schlaf entstehen. Das Gehirn reorganisiert sich buchstäblich während der Ruhe. Wenn der Schlaf jedoch unterbrochen oder verkürzt wird, leidet dieser Prozess der Gedächtniskonsolidierung, was zu Vergesslichkeit, Verwirrung und langsameren Denkprozessen führen kann. Chronischer Schlafmangel reduziert Kreativität, Konzentration und Entscheidungsfähigkeit – alles frühe Warnzeichen kognitiven Abbaus.

Hormone spielen in diesem Zyklus eine entscheidende Rolle. Während des Tiefschlafs schüttet der Körper Wachstumshormone aus, die Zellen reparieren und Gewebe regenerieren. Melatonin, oft als „Schlafhormon" bezeichnet, reguliert nicht nur den zirkadianen Rhythmus, sondern wirkt auch als starkes Antioxidans, das Nervenzellen vor oxidativem Stress schützt. Cortisol, das Stresshormon, sollte nachts eigentlich sinken, damit das Gehirn in seine regenerative Phase eintreten kann. Wenn dieser Rhythmus jedoch gestört wird – etwa durch Angst, Bildschirmlicht am Abend oder unregelmäßige Schlafzeiten – kann das Gehirn in einem dauerhaften Alarmzustand bleiben und sich nicht vollständig erholen.

Der moderne Lebensstil macht Schlafstörungen fast unvermeidlich. Künstliches Licht von Bildschirmen signalisiert dem Gehirn, dass noch Tag ist, und verzögert die Produktion von Melatonin. Übermäßiger Konsum von Koffein und Zucker stimuliert das Nervensystem und erschwert das Einschlafen. Emotionaler Stress und ständige Informationsüberflutung verhindern, dass der Geist zur Ruhe kommt, sodass der Körper selbst bei körperlicher Erschöpfung unruhig bleibt. Die Folge ist eine Gesellschaft, die chronisch unter Schlafmangel leidet – obwohl Schlaf eine der wichtigsten Voraussetzungen für geistige Gesundheit ist.

Erholsamen Schlaf zurückzugewinnen erfordert bewusste Entscheidungen. Der Prozess beginnt bereits Stunden vor dem Zubettgehen. Das Gehirn liebt Rhythmus, und ein regelmäßiger Schlafplan – jeden Tag zur gleichen Zeit schlafen gehen und aufstehen – stabilisiert die innere Uhr. Das Vermeiden von Bildschirmen und hellem Licht mindestens eine Stunde vor dem Schlafengehen ermöglicht es Melatonin, auf natürliche Weise anzusteigen. Entspannungsrituale wie Lesen, ruhige Musik oder tiefe Atemübungen können das Nervensystem in den parasympathischen Zustand versetzen und den Körper auf Ruhe vorbereiten.

Auch die Ernährung beeinflusst die Schlafqualität. Schwere Mahlzeiten, Alkohol und Zucker kurz vor dem Schlafengehen können die Verdauung und die Körpertemperatur stören und das Gehirn wach halten. Lebensmittel mit viel Magnesium, Tryptophan und komplexen Kohlenhydraten – wie Bananen, Haferflocken, Mandeln oder grünes Blattgemüse – unterstützen hingegen die Produktion von Serotonin und Melatonin. Auch die Flüssigkeitszufuhr sollte ausgewogen sein: Zu wenig Wasser kann nächtliche Muskelkrämpfe verursachen, während zu viel Flüssigkeit zu häufigem Aufwachen führen kann.

Auch die Umgebung spielt eine wichtige Rolle für guten Schlaf. Dunkelheit signalisiert dem Gehirn, Melatonin zu produzieren, während kühlere Temperaturen den Tiefschlaf fördern. Selbst leichte Geräusche können den Schlaf stören, weshalb gleichmäßige Hintergrundgeräusche, etwa durch einen Ventilator oder ein leises Rauschen, hilfreich sein können. Ziel ist es, einen Raum zu schaffen, der wie ein Zufluchtsort für die Sinne wirkt – ein Ort, an dem der Körper sich sicher genug fühlt, um loszulassen.

Schlaf ist letztlich kein passiver Zustand, sondern eine aktive Form der Heilung. Es ist das nächtliche Treffen des Körpers mit sich selbst – eine Zeit zum Wiederherstellen, Zurücksetzen und Erneuern. Für Menschen mit einem erhöhten Alzheimer-Risiko ist der Schutz des Schlafs ebenso wichtig wie Ernährung oder Bewegung. Er bildet die unsichtbare Grundlage für geistige Widerstandskraft. Wenn Sie lernen, den Bedarf Ihres Körpers nach tiefer Ruhe zu respektieren, schlafen Sie nicht einfach nur – Sie trainieren Ihr Gehirn, länger zu leben, klarer zu denken und mehr zu erinnern.

## Die Nacht des Erinnerns

Daniel war immer stolz darauf gewesen, eine Nachteule zu sein. Als Schriftsteller glaubte er, seine besten Ideen kämen nach Mitternacht, wenn die Welt still wurde. Seine Nächte verbrachte er mit Kaffee und Musik, während er bis in die frühen Morgenstunden nach Inspiration suchte. Doch in seinen späten Fünfzigern begannen seine Gewohnheiten ihren Preis zu verlangen. Jeden Morgen wachte er benommen und vergesslich auf. Seine Frau Lena bemerkte seine zunehmende Reizbarkeit und Verwirrung. Er verlegte ständig einfache

Dinge – seine Brille, seine Notizen – und schob es auf das Älterwerden. Doch der Nebel in seinem Kopf wurde dichter, bis sogar sein Schreiben, das früher mühelos floss, ins Stocken geriet.

Als sein Arzt schließlich vermutete, dass Daniels Schlafrhythmus zu seiner geistigen Erschöpfung beitrug, lachte Daniel zunächst darüber. „Schlaf? Ich habe keine Zeit, herumzuliegen." Der Arzt lächelte ruhig. „Schlaf ist keine verlorene Zeit – er ist die Art, wie Ihr Gehirn die Geschichte Ihres Tages überarbeitet." Diese Worte blieben Daniel im Kopf. Später in der Nacht, als er auf seinen Computerbildschirm starrte, merkte er, wie sehr sich sein Geist wie ein unvollendetes Manuskript anfühlte – zerstreut und überarbeitet.

Lena schlug ein Experiment vor. Eine Woche lang sollte Daniel nach 21 Uhr nicht mehr schreiben, alle Bildschirme ausschalten und eine Abendroutine einhalten. „Nur sieben Tage", sagte sie. „Wenn es nichts bringt, kannst du zu deinem alten Rhythmus zurückkehren." Widerwillig, aber neugierig, stimmte er zu.

Die ersten Nächte waren schwierig. Sein Körper wehrte sich gegen die Veränderung, seine Gedanken rasten, während er im Bett lag. Doch in der dritten Nacht begann sich etwas zu verändern. Die Dunkelheit fühlte sich beruhigend an, die Stille regenerierend. Daniel begann lebhaft zu träumen – Szenen aus seiner Kindheit, Gespräche mit alten Freunden, sogar Ideen, an die er seit Jahren nicht gedacht hatte. Jeden Morgen wachte er mit einer neuen Klarheit auf, als hätte sein Gehirn sich über Nacht neu organisiert.

Als aus Tagen Wochen wurden, kehrte seine Kreativität mit neuer Kraft zurück. Ideen, die früher lange Stunden harter Arbeit erfordert hatten, flossen plötzlich nach einer guten Nacht Schlaf ganz von selbst. „Es ist, als würde mein Gehirn wieder atmen", sagte er zu Lena. Auch seine Stimmung verbesserte sich. Seine Geduld kehrte zurück, sein Humor ebenfalls. Das ständige mentale Rauschen, das früher seine Gedanken trübte, wich einer ruhigen Konzentration.

Neugierig begann Daniel, mehr über Schlafforschung zu lesen. Er lernte, wie das Gehirn während des Tiefschlafs Giftstoffe entfernt, Erinnerungen festigt und das glymphatische System wie eine nächtliche Reinigung arbeitet. „Also habe ich jahrelang die Hausarbeit übersprungen", scherzte er zu Lena. „Kein Wunder, dass mein Gehirn so durcheinander war."

Um seine neue Gewohnheit zu festigen, verwandelte er das Schlafzimmer in einen Ort der Ruhe – mit dunklen Vorhängen, kühlerer Temperatur und einem strikten Verbot für elektronische Geräte. Sie führten ein abendliches Teeritual ein und tranken Kamillentee, während sie über ihren Tag sprachen. Mit der Zeit wurde dieser Rhythmus zu etwas Besonderem. Daniel begann, ihn „die Nacht des Erinnerns“ zu nennen – ein Ausdruck für seine wiedergewonnene Erinnerung und den Frieden, den er in der Stille fand.

Monate später stellte sein Arzt bemerkenswerte Verbesserungen fest. Seine kognitiven Tests hatten sich stabilisiert, und seine Gehirnscans zeigten gesündere Aktivitätsmuster. „Sie haben Ihrem Gehirn gegeben, was ihm jahrelang gefehlt hat“, sagte der Arzt. Daniel lächelte. „Alles, was ich getan habe, war schlafen.“

In dieser Nacht, als Daniel einschlief, dachte er an die Jahre zurück, in denen er Kreativität durch Schlafmangel erzwingen wollte. Er erkannte, dass Inspiration nie wirklich im Chaos schlafloser Nächte gelebt hatte – sie hatte immer in der Stille gewartet, in dem Raum zwischen Atemzügen, in dem Träume und Heilung zusammentreffen.

Von da an wurde Daniel zu einem Verfechter der Ruhe und sagte zu anderen Schriftstellern: „Schlaf ist die letzte Überarbeitung.“ Seine Geschichte wurde zu einer stillen Revolution – eine Erinnerung daran, dass der größte kreative

Akt manchmal nicht darin besteht, mehr zu tun, sondern darin, besser zu ruhen.

Und jedes Mal, wenn er morgens aufwachte, klar und erholt, lächelte Daniel bei dem Gedanken, dass er sein Gehirn im Schlaf buchstäblich wieder zum Leben träumte.

# Kapitel 7: Das Alzheimer-Antidot – Gehirnübungen, die den kognitiven Abbau verzögern oder verhindern

Das menschliche Gehirn ist – ähnlich wie ein Muskel – umso stärker, je mehr es benutzt wird, und wird schwächer, wenn es vernachlässigt wird. Jeder Gedanke, jede Bewegung und jede neue Erfahrung bildet neuronale Verbindungen, die unsere geistige Leistungsfähigkeit entweder erhalten oder erweitern. Bei der Prävention und möglichen Behandlung von Alzheimer ist dieses Prinzip – *Nutze es oder verliere es* – kein Klischee, sondern eine biologische Realität. Geistige Inaktivität lässt neuronale Verbindungen schwächer werden und schließlich verschwinden, während aktive geistige Beschäftigung Widerstandskraft aufbaut. In diesem Kapitel untersuchen wir konkrete Gehirnübungen, die nachweislich helfen können, kognitiven Abbau zu verlangsamen oder vorzubeugen, und wie sie in den Alltag integriert werden können.

Kognitives Training aktiviert die Neuroplastizität – die Fähigkeit des Gehirns, sich durch Stimulation und Lernen neu zu organisieren. Wenn wir unseren Geist mit neuen Herausforderungen konfrontieren, fördern wir die Bildung neuer synaptischer Verbindungen und stärken bestehende. Dieser Prozess verbessert nicht nur das Erinnerungsvermögen und die Konzentration im Moment, sondern baut auch eine sogenannte *kognitive Reserve* auf – eine Art Schutzpuffer, der es dem Gehirn ermöglicht, selbst bei altersbedingten Veränderungen effizient zu funktionieren. Vereinfacht gesagt: Mentales Training stärkt das Gehirn genauso, wie Krafttraining die Muskeln stärkt.

Die effektivsten kognitiven Übungen sind diejenigen, die Aufmerksamkeit, Gedächtnis, Sprache und Problemlösung gleichzeitig beanspruchen. Aktivitäten wie das Erlernen einer neuen Sprache, das Spielen eines Musikinstruments oder Strategiespiele wie Schach oder Bridge erfordern, dass mehrere Gehirnregionen gleichzeitig zusammenarbeiten. Diese Zusammenarbeit erhöht die synaptische Dichte und macht das Gehirn anpassungsfähiger und effizienter. Aber auch einfachere Aktivitäten – wie Gedichte auswendig lernen, Rätsel lösen oder die täglichen Routinen bewusst verändern – halten die neuronalen Netzwerke aktiv.

Eine faszinierende Erkenntnis der Neurowissenschaft ist, dass körperliche und geistige Aktivität sich gegenseitig verstärken. Wenn sich der Körper bewegt, steigen Durchblutung, Sauerstoffversorgung und die Produktion des brain-derived neurotrophic factor (BDNF), der Neuroplastizität unterstützt. Wenn gleichzeitig der Geist gefordert wird, multipliziert sich der Effekt. Beispielsweise kann man beim Gehen Länder aufzählen, Kopfrechnen betreiben oder Gegenstände in der Umgebung beschreiben. Dieses sogenannte *Dual-Task-Training* aktiviert beide Gehirnhälften gleichzeitig und verbessert sowohl kognitive Fähigkeiten als auch Koordination.

Ein weiterer wichtiger Bestandteil des Gehirntrainings ist emotionale Beteiligung. Das Gehirn speichert Informationen besser, wenn Lernen mit Bedeutung verbunden ist. Aktivitäten, die Freude, Neugier oder Verbindung erzeugen, fördern die Ausschüttung von Dopamin und Acetylcholin – Neurotransmitter, die Lernen und Gedächtnis stärken. Deshalb sind kreative Tätigkeiten wie Geschichten erzählen, Malen oder Musik spielen besonders wirkungsvoll. Sie aktivieren sowohl kognitive als auch emotionale Zentren und schaffen Erinnerungen, die länger bestehen bleiben. Viele moderne Alzheimer-Präventionsprogramme integrieren deshalb Kunsttherapie, Musiktherapie und Erinnerungsübungen.

Auch der soziale Aspekt geistiger Aktivität ist entscheidend. Isolation beschleunigt kognitiven Abbau, während soziale Interaktion neuronale Netzwerke stärkt. Gespräche fordern Sprachzentren, Empathie und Hörverarbeitung gleichzeitig heraus. Gruppenspiele, gemeinsame Hobbys oder Diskussionsrunden bieten geistige Stimulation und emotionalen Austausch zugleich. Selbst einfache tägliche Gespräche – etwa mit Freunden oder Familienmitgliedern – wirken wie ein Training für das Gehirn.

Meditation und Achtsamkeit sind ebenfalls wichtige Formen des mentalen Trainings. Obwohl sie ruhig wirken, erhöhen sie nachweislich die Dichte der grauen Substanz in Bereichen, die für Aufmerksamkeit, Gedächtnis und emotionale Regulation verantwortlich sind. Durch bewusstes Atmen oder das Beobachten von Gedanken ohne Bewertung lernt das Gehirn, Stress zu regulieren und inneres Gleichgewicht zu bewahren. Chronischer Stress kann Gedächtniszentren verkleinern und neuronale Entzündungen fördern – Achtsamkeit kann diesen Prozess teilweise umkehren.

Eine der am meisten unterschätzten Formen des Gehirntrainings ist Neugier. Wenn wir etwas Neues lernen – eine Fähigkeit, ein Thema oder ein Konzept – schüttet das Gehirn Dopamin aus, das ein Gefühl von Belohnung erzeugt. Dieser Prozess motiviert weiteres Lernen und hält den Geist aktiv. Menschen, die ihr ganzes Leben lang neugierig bleiben und lernen, zeigen häufig bessere kognitive Fähigkeiten im Alter als jene, die geistige Herausforderungen vermeiden. Lesen, Vorträge besuchen, Onlinekurse belegen oder neue Orte erkunden – all das fördert geistiges Wachstum.

Beständigkeit ist der Schlüssel zum Gehirntraining. So wie ein einzelnes Training keine Muskeln aufbaut, schützt auch ein einzelnes Rätsel das Gehirn nicht. Tägliche, abwechslungsreiche geistige Aktivität ist entscheidend. Es ist hilfreich, verschiedene Übungen zu kombinieren: an einem Tag Gedächtnistraining, am nächsten kreatives Denken oder Problemlösung. Die Herausforderung sollte dabei angenehm, aber leicht anspruchsvoll sein – dieser Bereich maximaler Anstrengung fördert die Neuroplastizität am stärksten.

Letztendlich liegt das Alzheimer-Antidot in aktiver Beteiligung. Ihr Gehirn gedeiht durch Engagement, nicht durch Rückzug. Jede Entscheidung zu lesen, zu lernen, kritisch zu denken oder sich mit anderen zu verbinden, schützt Ihre geistige Gesundheit. Kognitive Vitalität ist nicht angeboren – sie wird kultiviert.

## Der Garten der Gedanken

Helena hatte schon immer Rätsel geliebt. Als Kind saß sie stundenlang am Küchentisch und setzte tausende kleine Puzzleteile zusammen, während ihre Mutter in der Nähe kochte. Jetzt, mit sechsundsiebzig Jahren, zitterten ihre Hände leicht, während sie ein neues Puzzleteil platzierte, doch ihre Entschlossenheit war geblieben. Nachdem ihr Mann gestorben war und ihre Kinder weit weggezogen waren, bemerkte Helena, dass ihr Geist nicht mehr so klar war wie früher. Namen entglitten ihr, Gespräche verschwammen, und oft wusste sie nicht mehr, warum sie einen Raum betreten hatte. Ihr Arzt erwähnte „leichte kognitive Beeinträchtigung" – eine Diagnose, die sich wie eine Warnung anfühlte.

Zunächst hatte sie große Angst. Doch eines Abends, als sie alte Kisten durchsuchte, fand sie das Notizbuch ihres verstorbenen Mannes. Darin hatte er vor Jahren geschrieben: „Halte deinen Geist beschäftigt, Lena. Das ist das Geheimnis, um lebendig zu bleiben." Mit Tränen in den Augen lächelte sie und beschloss, seinen Rat wörtlich zu nehmen.

Am nächsten Tag meldete sie sich für einen Kurs zur geistigen Fitness in der örtlichen Bibliothek an.

Die erste Stunde war schwierig. Sie spielten Gedächtnisspiele, lernten fremdsprachige Wörter und lösten Rätsel. Helena stolperte oft über die Aufgaben und schämte sich, wenn sie sich Sekunden nach dem Hören nicht mehr an die Wörter erinnern konnte. Doch der Kursleiter, ein pensionierter Neurowissenschaftler namens Dr. Ruiz, lächelte freundlich und sagte: „Jeder Fehler ist eine neue Verbindung im Gehirn. Ihr Gehirn übt gerade zu wachsen."

Ermutigt kam Helena immer wieder zurück. Sie begann, zur Bibliothek zu laufen, statt zu fahren, und wählte jedes Mal einen anderen Weg. Unterwegs benannte sie jeden Baum, an dem sie vorbeikam – eine Gewohnheit, die sie „mentales Gärtnern“ nannte. Außerdem trat sie einer kleinen Musikgruppe bei, die wöchentlich Ukulele lernte. Anfangs stolperten ihre Finger über die Saiten, doch nach einigen Wochen entstanden erste Melodien. „Sie gießen gerade Ihre Neuronen“, sagte Dr. Ruiz lächelnd.

Zu Hause begann Helena wieder Tagebuch zu schreiben. Jeden Abend notierte sie etwas Neues, das sie an diesem Tag gelernt hatte – ein neues Wort, eine Erinnerung oder eine Melodie. Diese kleinen Erfolge wurden zu ihren Ankern. Sie begann auch, mit ihren Enkelkindern per Video zu sprechen und ihnen Gedächtnisspiele beizubringen. Das Lachen, das sie dabei teilten, wurde zu Medizin für ihren Geist.

Mit der Zeit begann sich der Nebel zu lichten. Ihr Erinnerungsvermögen verbesserte sich, und ihr Selbstvertrauen wuchs. Bei ihrem nächsten Arzttermin hatten sich ihre Testergebnisse stabilisiert. „Sie machen etwas richtig“, sagte der Arzt. Helena grinste. „Ich trainiere mein Gehirn wie mein Herz.“

Eines Nachmittags, während sie in ihrem Garten arbeitete, erkannte Helena, wie ähnlich der Prozess war. Jede Pflanze brauchte Licht, Pflege und Aufmerksamkeit, um zu wachsen. Der Geist war nicht anders.

„Jedes Rätsel, jedes Lied, jedes neue Wort ist ein Samen", flüsterte sie und strich über die Erde. „Und meine Gedanken sind der Garten."

Jahre später wurde Helena selbst ehrenamtliche Leiterin von Gedächtnisworkshops in derselben Bibliothek. Zu neuen Teilnehmern sagte sie oft: „Man verliert sein Gehirn nicht – man hört nur auf, es zu benutzen. Aber die gute Nachricht ist: Man kann jederzeit wieder anfangen."

Ihre Geschichte verbreitete sich in der Gemeinde und inspirierte viele Menschen, ihren Geist wieder mit Neugier und Freude zu aktivieren. Helenas „Garten der Gedanken" wurde zu einem Symbol der Hoffnung – ein lebendiger Beweis dafür, dass das Gehirn, wenn es mit Aktivität, Verbindung und Liebe genährt wird, wieder aufblühen kann.

Und jeden Morgen, wenn sie ihren Tee einschenkte und sich ans Fenster setzte, öffnete Helena ihre Puzzlebox und lächelte.

„Noch ein Teil", flüsterte sie.
„Nur noch eine Verbindung."

Und in diesen stillen Momenten fühlte sich ihr Geist lebendig, grenzenlos und wunderbar wach – ein Beweis dafür, dass Wachstum selbst im Herbst des Lebens niemals endet.

# Kapitel 8: Geist über Medizin – Placebo, Glaube und die Kraft der Erwartung

Das menschliche Gehirn ist nicht nur ein Organ des Denkens – es ist auch ein Generator von Heilung. Jede Überzeugung, jede Emotion und jede Erwartung sendet messbare Signale durch den Körper und beeinflusst Hormone, Immunreaktionen und sogar das Verhalten von Zellen. Das Phänomen, das als Placebo-Effekt bekannt ist, ist kein Trick des Geistes, sondern ein Beweis dafür, dass Überzeugung selbst biologische Prozesse verändern kann. Für Menschen mit Risiko für kognitiven Abbau oder Alzheimer bedeutet das Verständnis dieser Verbindung zwischen Geist und Körper den Unterschied zwischen passivem Verfall und aktiver Erneuerung.

Lange Zeit betrachteten Forscher den Placebo-Effekt als Störfaktor in klinischen Studien – als falsches Signal, das die tatsächliche Wirkung eines Medikaments verschleiert. Doch die moderne Neurowissenschaft hat gezeigt, dass die Placebo-Reaktion keineswegs falsch ist. Sie ist vielmehr die natürliche Apotheke des Gehirns in Aktion. Wenn ein Mensch glaubt, dass eine Behandlung wirkt, setzt das Gehirn seine eigenen heilenden Substanzen frei: Dopamin, Serotonin und Endorphine. Diese Neurochemikalien lindern Schmerzen, beruhigen Angst und verbessern die Stimmung – Faktoren, die auch die Funktion und Widerstandskraft des Gehirns stärken. In der Alzheimer-Behandlung, für die es bisher keine vollständige Heilung gibt, wird die Kraft der Überzeugung zu einem wertvollen Werkzeug, um Hoffnung aufrechtzuerhalten und die Selbstheilungssysteme des Körpers zu aktivieren.

Erwartung verändert die Physiologie. Wenn wir eine Verbesserung erwarten, werden der präfrontale Kortex und der anteriore cinguläre Kortex aktiviert und senden regulierende Signale an den Hypothalamus und das autonome Nervensystem. Dadurch werden Herzfrequenz, Blutdruck und Entzündungsprozesse beeinflusst. Der Körper beginnt sich buchstäblich auf Heilung vorzubereiten, weil der Geist ihm diese Richtung vorgibt. Umgekehrt können negative Erwartungen – der sogenannte Nocebo-Effekt – Symptome verschlimmern und den Abbau beschleunigen. Chronischer Pessimismus erhöht Stresshormone, schwächt das Immunsystem und schädigt neuronales Gewebe. Deshalb spielt das emotionale Umfeld für langfristige Gesundheit eine ebenso große Rolle wie medizinische Behandlung.

Für die Prävention von Alzheimer ist eine positive Geisteshaltung daher keine naive Hoffnung, sondern eine Form neurochemischer Konditionierung. Optimismus, Dankbarkeit und Vertrauen aktivieren Dopaminbahnen im

Gehirn, die mit Motivation und Belohnung verbunden sind. Genau diese Systeme sind bei Depression und kognitivem Abbau oft beeinträchtigt. Wenn wir sie bewusst durch Visualisierung, Affirmationen und ein sinnorientiertes Leben stimulieren, stärken wir neuronale Aktivitäten, die Lernen und Gedächtnis unterstützen. Studien über Meditation und Gebet zeigen sogar eine Zunahme der grauen Substanz sowie eine verbesserte Vernetzung von Gehirnregionen, die Aufmerksamkeit und emotionale Regulation steuern. Vereinfacht gesagt: Glaube stärkt das Gehirn ähnlich wie Bewegung den Körper stärkt.

Auch Rituale spielen eine wichtige Rolle. Menschen reagieren stark auf wiederkehrende symbolische Handlungen, die Fürsorge und Absicht vermitteln. Ob es das tägliche Einnehmen von Nahrungsergänzungsmitteln, das morgendliche Schreiben in ein Tagebuch oder das Anzünden einer Kerze vor der Meditation ist – Rituale verstärken Erwartungen. Das Gehirn verbindet diese Handlungen mit Heilung und löst physiologische Reaktionen aus, noch bevor eine äußere Behandlung wirkt. Für Menschen mit Alzheimer können strukturierte Routinen mit sensorischer Stimulation – Gerüche, Berührung oder Musik – Erinnerungen stabilisieren und ein Gefühl von Sicherheit vermitteln.

Auch Sprache formt unsere Überzeugungen. Worte tragen eine emotionale Energie, die unsere Wahrnehmung prägt. Wenn Patienten hören, sie würden „abbauen", „versagen" oder „verlieren", entsteht eine mentale Landkarte der Niederlage. Wenn sie dagegen hören, dass sie „heilen", „trainieren" oder „Verbindungen neu aufbauen", reagiert das Gehirn anders. Die Amygdala beruhigt sich, der präfrontale Kortex wird aktiviert und die Motivation steigt. Deshalb ist eine einfühlsame Kommunikation zwischen Ärzten, Pflegepersonen und Patienten von entscheidender Bedeutung. Hoffnung ist keine Verleugnung – sie ist eine Richtung.

Visualisierung, eine der am besten erforschten Techniken der Geist-Körper-Verbindung, ermöglicht es dem Gehirn, Erfolg zu „proben", bevor er tatsächlich eintritt. Wenn Sie sich vorstellen, klar zu denken, sich zu erinnern oder eine Aufgabe erfolgreich zu erfüllen, werden dieselben neuronalen Netzwerke aktiviert, als würden Sie die Handlung tatsächlich ausführen. Sportler nutzen dieses Prinzip, um ihre Leistung zu verbessern – und Patienten können es nutzen, um ihre kognitiven Fähigkeiten zu stärken. Schon wenige Minuten täglich, in denen man sich klares Denken, starkes Gedächtnis und innere Ruhe vorstellt, können neuronale Netzwerke festigen.

Letztlich wächst Überzeugung aus Sinn. Das Gehirn reagiert auf Bedeutung. Wenn Menschen das Gefühl haben, dass ihr Leben wichtig ist – wenn sie lehren, erschaffen, helfen oder lieben – stärkt sich ihr Immunsystem, Entzündungen nehmen ab und die Lebenserwartung steigt. Ein Lebenssinn wirkt wie ein neuroprotektiver Schild. Er lenkt die Energie des Geistes auf Wachstum statt auf Verfall. Studien zeigen immer wieder, dass Menschen mit Engagement, Optimismus und Sinn im Leben länger leben und geistig stabiler bleiben.

Die Botschaft ist einfach und zugleich tiefgründig: Glaube ist Biochemie. Jeder hoffnungsvolle Gedanke sendet ein Signal der Reparatur. Jede Handlung des Vertrauens weist das Gehirn an, sich selbst zu schützen. Der Placebo-Effekt ist keine Illusion – er ist eine der zugänglichsten Formen von Medizin, die wir besitzen. Wenn wir Erwartungen bewusst gestalten und uns mit positiven Ritualen, Beziehungen und Sinn umgeben, wird der Geist zu einem Verbündeten der Heilung. Das wahre Gegenmittel gegen Abbau beginnt mit der Überzeugung, dass Veränderung möglich ist.

## Die Kraft der leeren Pille

Als Marias Vater Antonio mit Alzheimer im frühen Stadium diagnostiziert wurde, fühlte sie sich hilflos. Die Ärzte verschrieben Medikamente, die den Verlauf der Krankheit verlangsamen sollten, doch sie erklärten auch, dass es keine endgültige Heilung gebe. Antonio, einst ein lebhafter Geschichtenerzähler und pensionierter Lehrer, wurde still. Stundenlang saß er vor der Wand und sagte kaum ein Wort. Sein Lachen verschwand.

„Er hat aufgegeben“, flüsterte Maria eines Abends zu ihrer Mutter.
Ihre Mutter seufzte. „Er glaubt, er hat schon verloren.“

Verzweifelt begann Maria alles zu lesen, was sie über Neuroplastizität und die Kraft der Überzeugung finden konnte. Eines Abends stieß sie auf eine Studie über den Placebo-Effekt und darüber, wie allein Erwartung biologische Prozesse verändern kann. Die Idee ließ sie nicht los.

Am nächsten Morgen füllte sie ein kleines Glas mit Vitamin-Kapseln und beschriftete es mit einem Etikett: **„Gedächtnis-Erneuerer“**. Beim Frühstück reichte sie ihrem Vater eine Kapsel.

„Ein neues Präparat vom Arzt“, sagte sie beiläufig.

Antonio hob eine Augenbraue. „Noch mehr Tabletten?“

„Nur eine am Tag“, antwortete sie lächelnd. „Für deine Neuronen.“

Zunächst nahm er sie gleichgültig ein. Doch nach einer Woche bemerkte Maria kleine Veränderungen. Er begann wieder nach den Nachrichten zu fragen und summte leise alte Lieder. Zwei Wochen später sagte er:

„Ich glaube, diese Pillen wirken. Ich fühle mich klarer."

Maria verwandelte das Ritual in ein tägliches Ereignis. Jeden Morgen bekam er seinen „Gedächtnis-Erneuerer", danach sprachen sie zehn Minuten über seine Zeit als Lehrer. Die Kapseln selbst hatten keine medizinische Wirkung – doch der Glaube, den sie symbolisierten, war real.

Maria begann auch, alte Unterrichtspläne ihres Vaters vorzulesen und ihn zu bitten, Sätze zu ergänzen oder sich an Namen von Schülern zu erinnern. Manchmal fiel es ihm schwer, doch sie sagte dann lächelnd:

„Das ist in Ordnung. Dein Gehirn dehnt sich gerade."

Mit der Zeit begann Antonio tatsächlich wieder mehr zu erinnern. Zu Marias Geburtstag schrieb er sogar ein kurzes Gedicht – etwas, das er seit Jahren nicht mehr getan hatte.

Monate später war auch sein Neurologe überrascht. Seine kognitiven Tests hatten sich leicht verbessert – etwas, das selten vorkam.

„Was immer Sie tun“, sagte der Arzt, „machen Sie weiter so.“

Auf dem Heimweg im Auto lachte Antonio leise.
„Ich habe dir doch gesagt, diese neuen Pillen sind etwas Besonderes.“

Maria lächelte mit Tränen in den Augen.
„Ja, Papa. Das sind sie.“

Doch es waren nicht die Kapseln, die ihn verändert hatten – es war die Hoffnung, die sie wieder in ihm geweckt hatten. Antonio begann wieder im Garten zu arbeiten und sich um die Rosen vor dem Küchenfenster zu kümmern. Er trat einem kleinen Poesieclub bei und las Gedichte über Erinnerung und Widerstandskraft.

Eines Abends im Garten sagte er zu Maria:

„Vielleicht hört der Geist auf das, was wir ihm sagen. Vielleicht musste ich meinem einfach nur sagen, dass es wieder aufwachen soll.“

Jahre später, nachdem Antonio friedlich gestorben war, fand Maria das Glas mit den „Gedächtnis-Erneuerern“ in seiner Schublade. Es war noch halb voll. Darauf war ein Zettel in seiner Handschrift geklebt:

**„Glaube ist die Medizin. Danke, dass du mich daran erinnert hast.“**

Immer wenn Maria sich in ihrem eigenen Leben verloren fühlte, nahm sie dieses Glas in die Hand. Die Kapseln waren leer gewesen – doch ihre Wirkung war unendlich.

Durch Glauben hatte ihr Vater nicht nur sein Gedächtnis wiedergefunden, sondern auch seine Würde.

Und Maria verstand schließlich, dass Heilung in dem unsichtbaren Raum zwischen Biologie und Vertrauen beginnt – in dem Moment, in dem der Geist sich entscheidet, wieder zu glauben.

# Kapitel 9: Die Stressheilung – Das Gehirn nutzen, um Hormone zurückzusetzen und Entzündungen zu reduzieren

Stress ist einer der am meisten unterschätzten Beschleuniger kognitiven Abbaus. Er untergräbt die Konzentration, verzerrt das Gedächtnis und programmiert das Gehirn langsam auf Angst, Erschöpfung und Überlebensmodus um, statt auf Kreativität, Lernen und Verbindung. In der Alzheimer-Forschung wird chronischer Stress heute sowohl als Auslöser als auch als Verstärker der Krankheit erkannt. Er löst eine biochemische Kettenreaktion aus, die Neuronen entzündet, das hormonelle Gleichgewicht stört und die Fähigkeit des Gehirns zur Selbstreparatur beeinträchtigt. Doch so wie der Geist Stress erzeugen kann, kann er ihn auch auflösen. Der Schlüssel liegt darin, das Gehirn neu zu trainieren, damit es seine Hormonsysteme reguliert und vom Verteidigungsmodus in den Regenerationsmodus wechselt.

Wenn Sie Stress erleben, aktiviert das Gehirn die sogenannte Hypothalamus-Hypophysen-Nebennieren-Achse (HPA-Achse) – ein hormonelles Signalsystem, das den Körper auf wahrgenommene Gefahr vorbereitet. Der Hypothalamus sendet ein Signal an die Hypophyse, die wiederum Hormone freisetzt, welche den Nebennieren mitteilen, Cortisol zu produzieren. Dieses Hormon schärft in kleinen Mengen die Aufmerksamkeit und liefert Energie. Wird Stress jedoch chronisch, überflutet Cortisol das Gehirn dauerhaft. Erhöhte Cortisolwerte schädigen den Hippocampus, die Region, die für die Bildung von Erinnerungen verantwortlich ist, und verkleinern dendritische Verzweigungen, die für Lernen und Gedächtnis entscheidend sind. Gleichzeitig unterdrückt Cortisol das Immunsystem, erhöht Entzündungen und stört die Produktion von Serotonin und Dopamin – zwei Neurotransmittern, die für stabile Stimmung und Motivation notwendig sind.

Die durch chronischen Stress verursachte Entzündung ist besonders schädlich für das Gehirn. Sie kann die Blut-Hirn-Schranke beschädigen, wodurch Giftstoffe leichter in das neuronale Gewebe gelangen. Mikrogliazellen, die Immunwächter des Gehirns, werden überaktiv und beginnen, gesunde Neuronen anzugreifen. Diese Neuroinflammation trägt zur Bildung von Amyloid-Plaques und Tau-Verklumpungen bei, die typisch für die Alzheimer-Krankheit sind. Im Grunde genommen versetzt anhaltender Stress das Gehirn in einen dauerhaften Belagerungszustand – und in diesem Verteidigungsmodus beginnt es, sich selbst zu schädigen.

Die Umkehr dieses Prozesses beginnt mit Bewusstsein. Das Gehirn kann sich nicht entspannen, wenn es glaubt, in Gefahr zu sein. Der erste Schritt zur Heilung besteht darin, ein Gefühl von Sicherheit wiederherzustellen – durch bewusste Entspannung. Atemtechniken gehören zu den schnellsten Methoden, dies zu erreichen. Tiefes Zwerchfellatmen aktiviert den Vagusnerv, der Herzfrequenz, Blutdruck und Cortisolspiegel senkt. Wird langsames, rhythmisches Atmen regelmäßig praktiziert, lernt das Gehirn, Ruhe mit Kontrolle zu verbinden. Der Körper erkennt, dass er seine innere Chemie durch Aufmerksamkeit beeinflussen kann.

Achtsamkeitsmeditation verstärkt diesen Effekt. Indem man Gedanken beobachtet, ohne sie zu bewerten, entsteht Abstand zwischen Reiz und Reaktion – der automatische Kreislauf von Angst wird unterbrochen. Mit der Zeit erhöht Meditation die Dichte der grauen Substanz im Hippocampus und im präfrontalen Kortex, zwei Bereichen, die bei Alzheimer-Patienten häufig reduziert sind. Gleichzeitig nimmt die Aktivität der Amygdala ab, sodass das Gehirn rationaler auf Stress reagieren kann. Schon wenige Minuten Achtsamkeit am Morgen oder vor dem Schlafengehen können das Nervensystem neu ausbalancieren.

Auch körperliche Bewegung spielt eine wichtige Rolle bei der hormonellen Regulation. Bewegung setzt Endorphine frei, die natürlichen Stresslöser des Körpers, und hilft, überschüssiges Cortisol abzubauen. Besonders Yoga und Tai Chi verbinden Bewegung mit Atemkontrolle und synchronisieren Körper und Geist. Diese Verbindung verbessert Konzentration, reduziert Angst und fördert die Durchblutung – alles wichtige Faktoren für die Gesundheit des Gehirns. Selbst ein ruhiger Spaziergang in der Natur kann das Gehirn in einen regenerativen Zustand versetzen, indem er die Sinne aktiviert und die Verbindung zur Umwelt stärkt.

Ernährung unterstützt ebenfalls das hormonelle und entzündungshemmende Gleichgewicht. Chronischer Stress erschöpft wichtige Nährstoffe wie Magnesium, Zink und B-Vitamine, die für die Produktion von Neurotransmittern notwendig sind. Lebensmittel reich an Omega-3-Fettsäuren, Antioxidantien und sekundären Pflanzenstoffen helfen, oxidativen Stress zu reduzieren. Kurkuma, grüner Tee und dunkelgrünes Blattgemüse enthalten Verbindungen, die Entzündungen verringern und das Gehirn schützen. Ausreichende Flüssigkeitszufuhr hilft außerdem, stressbedingte Stoffwechselabfälle aus dem Körper zu entfernen.

Emotionale Regulation ist eine weitere wichtige Säule der Stressheilung. Unausgesprochene Emotionen – Wut, Trauer, Schuld – wirken wie innere Stressoren, die ständig die

HPA-Achse aktivieren. Schreiben in einem Tagebuch, Gespräche oder therapeutische Unterstützung können helfen, diese emotionalen Lasten zu lösen. Soziale Verbindung, Lachen und Zuneigung erhöhen die Produktion von Oxytocin, dem sogenannten Bindungshormon, das Cortisol entgegenwirkt und ein Gefühl von Sicherheit schafft. Selbst eine kleine freundliche Handlung oder ein Moment echter Dankbarkeit kann das hormonelle Gleichgewicht des Gehirns verändern.

Schließlich vollendet erholsamer Schlaf den Heilungsprozess. Während des Tiefschlafs sinkt der Cortisolspiegel, während Wachstumshormone und Melatonin ansteigen und Gewebe reparieren. Ohne ausreichenden Schlaf kann der Stresskreislauf nicht zurückgesetzt werden, und Entzündungen nehmen weiter zu. Ein abendliches Ritual mit beruhigender Musik, sanften Dehnübungen oder Lesen kann dem Gehirn signalisieren, dass es Zeit ist, zur Ruhe zu kommen.

Die Stressheilung ist kein Wunder – sie ist eine Praxis. Durch Atemübungen, Achtsamkeit, Bewegung, Ernährung, emotionale Verarbeitung und ausreichende Ruhe lernt das Gehirn, in Harmonie statt im Alarmzustand zu arbeiten. Mit der Zeit wird das Nervensystem weniger reaktiv und widerstandsfähiger. Dieser Wandel verhindert nicht nur

Abbau, sondern baut auch die Grundlage für Klarheit, Ruhe und Selbstvertrauen neu auf. Der Geist wird sowohl zur Medizin als auch zur Heilung und zeigt, dass Frieden nicht außerhalb von uns gefunden wird, sondern innerhalb der Chemie unserer eigenen Gedanken entsteht.

### Der Tag, an dem der Lärm verstummte

Evelyn lebte ihr Leben im höchsten Tempo. Als erfolgreiche Immobilienmaklerin war sie ständig am Telefon, in Besprechungen oder auf dem Weg zwischen verschiedenen Immobilien. Ihr Geist kam nie zur Ruhe. Sie glaubte, vom Chaos zu leben – oder zumindest dachte sie das. Doch nachdem ihr Mann unerwartet gestorben war, begann sich dieses Chaos gegen sie zu richten.

Schlaflose Nächte, ständige Angst und unaufhörliches Grübeln wurden zu ihrem Alltag. „Wenn ich aufhöre, mich zu bewegen, falle ich auseinander", sagte sie ihrer Schwester. Also machte sie weiter – bis ihr Körper sie zwang, anzuhalten.

Es begann mit Vergesslichkeit. Sie verpasste Termine, verlegte Dokumente und konnte sich manchmal nicht mehr erinnern, mit welchem Kunden sie wenige Stunden zuvor gesprochen hatte. Ihr Arzt fand keine schwerwiegenden neurologischen Probleme, warnte jedoch, dass chronischer Stress ihre kognitive Leistungsfähigkeit beeinträchtigte.

„Sie müssen sich ausruhen“, sagte er.

Evelyn lachte bitter. „Ruhe verkauft keine Häuser.“

Doch einen Monat später brach sie während einer Hausbesichtigung zusammen. Ihr Blutdruck war gefährlich hoch. Das war ihr Weckruf.

Ihre Schwester lud sie zu einem Wochenend-Retreat ein, das sich mit Achtsamkeit und Stressheilung beschäftigte. Evelyn wollte zuerst ablehnen, überzeugt davon, dass es Zeitverschwendung sei. Doch etwas in ihr sagte, dass sie nichts mehr zu verlieren hatte.

In der ersten Nacht lag sie im Bett und hörte das Meer draußen rauschen. Ihre Gedanken ließen sich nicht beruhigen. „Du musst sie nicht kontrollieren“, hatte der Kursleiter gesagt. „Beobachte sie einfach.“

Also tat sie genau das. Einer nach dem anderen zogen ihre Gedanken vorbei wie Wellen. Zum ersten Mal seit Jahren jagte sie ihnen nicht hinterher – sie beobachtete sie nur.

Am nächsten Morgen übte die Gruppe tiefes Atmen am Strand. Evelyn hatte zunächst Schwierigkeiten, ihren Atem zu verlangsamen. Doch als sie dem Rhythmus der Wellen folgte, begann sich etwas in ihr zu lösen. Mit jedem Atemzug sanken ihre Schultern, ihr Herzschlag wurde ruhiger. Tränen liefen über ihr Gesicht, als ihr bewusst wurde, wie lange sie den Atem angehalten hatte – körperlich und emotional.

In dieser Nacht schlief sie tief und wachte mit einer Klarheit auf, die sie seit Jahren nicht mehr gespürt hatte.

Zurück zu Hause begann Evelyn kleine Veränderungen. Sie startete den Tag mit zehn Minuten Meditation statt mit E-Mails. Sie ersetzte ihren späten Kaffee durch Kräutertee. Sie ging bei Sonnenuntergang spazieren – ohne ihr Telefon.

Langsam wurde die Welt um sie herum stiller. Der Lärm in ihrem Kopf – Sorgen über Arbeit, Verlust und Zukunft – wurde leiser. Ihr Gedächtnis verbesserte sich, ihre Energie kehrte zurück, und der Nebel verschwand.

„Sie wirken anders“, sagte einer ihrer Kunden. „Ruhiger. Bodenständiger.“

Monate später ging Evelyn erneut zum Arzt. Ihr Blutdruck war normal, und ihre kognitiven Tests hatten sich verbessert.

„Was immer Sie tun – machen Sie weiter“, sagte er.

Sie lächelte. „Ich habe gelernt zu atmen.“

Evelyn begann, ihrem Team eine Technik beizubringen, die sie **„Den Zwei-Minuten-Reset“** nannte. Vor jeder wichtigen

Besichtigung oder Verhandlung schlossen sie kurz die Augen und nahmen gemeinsam fünf langsame Atemzüge.

Es wurde ein Ritual der Präsenz und Ruhe. Schließlich organisierte sie sogar Achtsamkeits-Workshops für ihre Firma und verwandelte ihren Arbeitsplatz von einem Ort ständiger Hektik in einen Raum konzentrierter Gelassenheit.

Eines Abends, als sie auf ihrer Veranda saß und den Sonnenuntergang betrachtete, flüsterte Evelyn:

„Der Lärm ist verschwunden."

Nicht, weil ihr Leben einfacher geworden war – sondern weil ihr Geist aufgehört hatte, gegen sich selbst zu kämpfen.

Sie erkannte, dass Stress früher ihr Zeichen von Wichtigkeit gewesen war. Doch Frieden war ihre wahre Stärke.

Ihre Geschichte wurde für viele Menschen um sie herum zu einem stillen Beispiel: dass selbst der beschäftigtste Geist Ruhe finden kann und dass selbst nach Jahren der Belastung das Gehirn wieder lernen kann, sich zu erholen.

Evelyn hatte ihre Heilung gefunden – nicht in Medikamenten oder Flucht, sondern im ruhigen Rhythmus ihres eigenen Atems.

Und als das Licht langsam hinter dem Horizont verschwand, lächelte sie.

Denn sie wusste, dass sie endlich nach Hause zurückgekehrt war – zu ihrem Körper, ihrem Geist und ihrem Frieden.

# Kapitel 10: Der Selbstheilungs-Bauplan für das Gehirn – Ein täglicher Leitfaden, um Ihr Gehirn für langfristige Gesundheit zu trainieren

Die Summe aller Entdeckungen über das Gehirn – seine Anpassungsfähigkeit, seine Widerstandskraft und seine Fähigkeit zur Heilung – führt zu einer tiefen Erkenntnis: Das Gehirn kann jeden Tag trainiert werden, sich selbst zu reparieren und zu schützen. Die Prävention von Alzheimer ist nicht das Ergebnis eines einzelnen Wundermittels oder einer einmaligen Intervention; sie ist ein Lebensstil-Bauplan – ein bewusstes Muster von Gewohnheiten, das neuronale Netzwerke stark, flexibel und lebenslang genährt hält. Das selbstheilende Gehirn ist kein Mythos, sondern ein Spiegelbild dessen, wie Biologie auf Rhythmus, Beständigkeit und Fürsorge reagiert.

An der Grundlage dieses Bauplans steht die Routine. Das Gehirn liebt Vorhersehbarkeit. Es nutzt tägliche Strukturen, um Hormone, Verdauung und sogar Denkprozesse zu regulieren. Jeden Tag zur gleichen Zeit aufzuwachen und schlafen zu gehen stabilisiert den zirkadianen Rhythmus, was wiederum die Hormonausschüttung, die Schlafqualität und die Gedächtniskonsolidierung optimiert. Regelmäßige

Mahlzeiten stabilisieren den Blutzucker und schützen Neuronen vor Entzündungen, die durch Glukosespitzen entstehen. Ein strukturierter Tagesablauf vermittelt dem Nervensystem ein Gefühl von Sicherheit, sodass es sich auf Regeneration statt auf Überleben konzentrieren kann.

Die nächste Säule ist Bewegung. Bewegung ist nicht nur körperliche Pflege – sie ist kognitives Training in Form von Fitness. Regelmäßige Aktivität verbessert die Durchblutung, erhöht die Sauerstoffversorgung und stimuliert die Ausschüttung des brain-derived neurotrophic factor (BDNF), eines Moleküls, das für die Bildung neuer Synapsen verantwortlich ist. Eine ausgewogene Routine umfasst Ausdauertraining für die Durchblutung, Krafttraining für hormonelles Gleichgewicht und achtsame Bewegungen wie Yoga oder Tai Chi für Koordination und Stressreduktion. Selbst zehn Minuten tägliches Gehen können messbare Verbesserungen der Gehirnaktivität und Stimmung bewirken.

Ernährung bildet die zelluläre Grundlage der Gehirngesundheit. Jede Nervenzelle ist auf Nährstoffe angewiesen, um effektiv zu kommunizieren. Die mediterrane Ernährung – reich an Blattgemüse, Omega-3-Fettsäuren, Antioxidantien und Vollkornprodukten – gilt als eine der wissenschaftlich am besten belegten Strategien zur Vorbeugung kognitiven Abbaus. Auch ausreichende

Flüssigkeitszufuhr ist entscheidend: Selbst leichte Dehydration vermindert Konzentration und Gedächtnisleistung. Das Vermeiden entzündungsfördernder Lebensmittel wie raffinierter Zucker, Transfette und stark verarbeiteter Kohlenhydrate schützt vor oxidativem Stress und erhält die Effizienz der Mitochondrien.

Der mentale Trainingsanteil dieses Bauplans konzentriert sich auf Neuroplastizität. Das Erlernen neuer Fähigkeiten, Sprachen oder kreativer Aktivitäten hält das Gehirn in Expansion. Ähnlich wie Muskelfasern beim Krafttraining beschädigt und anschließend stärker wieder aufgebaut werden, erzeugt geistige Herausforderung mikroskopischen Stress in neuronalen Schaltkreisen, der Reparatur und Wachstum fördert. Lesen, Rätsel lösen oder Musikinstrumente üben verbessert sowohl das Kurzzeit- als auch das Langzeitgedächtnis. Vielfalt ist entscheidend – unterschiedliche geistige Aktivitäten halten verschiedene Gehirnregionen aktiv, vernetzt und anpassungsfähig.

Ebenso wichtig ist emotionale Regulation. Chronischer Stress, Groll und Angst erschöpfen neuronale Energie und schwächen das Immunsystem. Tägliche Praktiken wie Achtsamkeit, Dankbarkeit oder Gebet senken den Cortisolspiegel und bringen Neurotransmitter wieder ins Gleichgewicht. Emotionale Stabilität hängt auch von Verbindung ab. Soziale

Interaktion wirkt wie ein kognitiver Stimulus und hält Sprach-, Empathie- und Denkzentren aktiv. Gespräche mit Freunden, gemeinsame Mahlzeiten und liebevolle Gesten fördern die Ausschüttung von Oxytocin, das emotionale Widerstandskraft stärkt und Entzündungen reduziert.

Ruhe und Reflexion vervollständigen den Kreislauf. Hochwertiger Schlaf ermöglicht es dem Gehirn, neue Informationen zu verarbeiten, Giftstoffe zu entfernen und Energie aufzuladen. Ebenso wichtig sind Pausen am Tag – Momente der Stille oder Meditation geben dem Nervensystem die Möglichkeit, sich neu auszurichten. Die moderne Welt verherrlicht ständige Aktivität, doch die Neurowissenschaft zeigt, dass scheinbare Untätigkeit keine verlorene Zeit ist. In diesen Momenten entstehen Kreativität und Integration. Eine tägliche „Pause-Praxis" von nur fünf Minuten kann Gehirnwellen von Beta (wach und gestresst) in Alpha (ruhig und empfänglich) verschieben und dadurch Konzentration und Gedächtnis verbessern.

Eine kraftvolle Ergänzung zu dieser Routine ist das Setzen von Intentionen. Den Tag mit einem klaren Ziel zu beginnen aktiviert das retikuläre Aktivierungssystem (RAS) – ein neuronales Netzwerk, das Informationen danach filtert, was das Gehirn für wichtig hält. Wenn Sie sich sagen: „Heute trainiere ich mein Gehirn für Klarheit und Ruhe", programmieren Sie Ihr Bewusstsein darauf, Chancen und Verhaltensweisen zu erkennen, die diesem Ziel entsprechen. Absicht lenkt Energie, und Energie formt Biologie.

Schließlich bilden Glaube und Dankbarkeit die emotionalen Anker des selbstheilenden Gehirns. Dankbarkeit aktiviert Belohnungszentren im Gehirn und fördert die Dopaminproduktion, während Glaube die Erwartung von Fortschritt stärkt. Erwartung ist der stille Architekt des Gehirns – sie formt Ergebnisse durch neurochemische Rückkopplung. Wenn Sie regelmäßig Dankbarkeit für kleine Verbesserungen ausdrücken – besseren Fokus, ruhigeren Schlaf, stabilere Emotionen – stärken Sie neuronale Netzwerke des Optimismus und erzeugen eine Dynamik der Heilung.

Dieser tägliche Bauplan muss nicht kompliziert sein. Seine Kraft liegt in seiner Einfachheit.
Mit Ziel aufwachen.
Bewusst bewegen.
Klug essen.
Mit Aufmerksamkeit atmen.
Mit Dankbarkeit ruhen.
Und wiederholen.

Mit der Zeit formen diese kleinen, beständigen Handlungen neuronale Netzwerke neu, stärken das Gedächtnis und schützen das Gehirn vor Krankheit. Perfektion ist nicht nötig – nur Beständigkeit. Das selbstheilende Gehirn reagiert auf Konsistenz, nicht auf Intensität. Jeder Tag ist eine neue Gelegenheit, den Geist auf Langlebigkeit, Klarheit und inneren Frieden auszurichten.

## Das Morgenritual

Jeden Morgen vor Sonnenaufgang kochte Thomas seinen Kaffee, öffnete die Jalousien und ließ das erste Licht des Tages über seinen Küchentisch fallen. Der pensionierte Ingenieur in seinen späten Sechzigern war immer ein Mann der Präzision und Ordnung gewesen. Doch nachdem seine Frau gestorben war und sein Gedächtnis nachließ, verlor er diese Struktur. Die Tage verschwammen. Mahlzeiten wurden vergessen. Nächte wurden unruhig.

Die Warnung seines Arztes über „frühen kognitiven Abbau“ hallte ständig in seinem Kopf wider.

Eines Abends reichte ihm seine Tochter ein kleines Notizbuch. „Dad, machen wir daraus dein Gehirn-Buch“, sagte sie. „Schreib auf, was du jeden Morgen tun willst – und halte dich daran.“

Es fühlte sich zunächst kindisch an, doch Thomas stimmte schließlich zu.
Er schrieb:

Aufstehen um sechs.
Wasser trinken.
Spazieren gehen.
Lesen.
Schreiben.
Ruhen.

Am nächsten Morgen folgte er der Liste. Es fühlte sich mechanisch an, doch schon am dritten Tag bemerkte er eine Veränderung. Die Struktur gab ihm ein Gefühl von Ziel.

Er begann seine Morgenroutine mit Atemübungen – vier Sekunden einatmen, sechs Sekunden ausatmen – und beobachtete, wie sich seine Brust hob und senkte. Danach ging er durch den Park in der Nähe seines Hauses und nannte laut die Namen der Bäume und Vögel. Zum Frühstück aß er Mandeln und trank grünen Tee statt der süßen Getränke, die er früher bevorzugt hatte.

Seine Gedanken wurden klarer, seine Angst leichter.

„Routine ist wie ein Gerüst für den Geist“, sagte er eines Tages zu seiner Tochter am Telefon.

Eine Woche später fügte er seiner Routine eine weitere Gewohnheit hinzu: Dankbarkeit. Anfangs fiel ihm nichts ein, doch bald begann er kleine Dinge aufzuschreiben – den Geruch von Regen, das Bellen des Hundes seines Nachbarn, das Licht der Sonne auf den Blättern.

„Dankbarkeit macht den Tag größer“, schrieb er in sein Tagebuch.

Mit der Zeit lernte Thomas sogar Spanisch mit einer App auf seinem Handy. Die täglichen Lektionen waren kurz, aber herausfordernd. Als er zum ersten Mal auf Spanisch Kaffee bestellte, lachte er.

„Mi café sin azúcar, por favor.“

Der Barista lächelte, und Thomas fühlte einen Stolz, den er lange nicht gespürt hatte.

Nach drei Monaten hatte sich seine Energie verändert. Er aß gesünder, schlief besser und lächelte häufiger. Er begann sogar, junge Ingenieure an einem lokalen College zu betreuen.

„Lehren hält die Schaltkreise am Leben“, sagte er einem Studenten. „Es erinnert mein Gehirn daran, dass ich noch wichtig bin.“

Seine Tochter bemerkte den Unterschied sofort.

„Du bist wieder du selbst, Dad.“

Er lächelte und schloss sein Notizbuch.

„Vielleicht brauchte ich nur einen Plan.“

Jeden Abend schrieb Thomas einen kurzen Satz:

Heute habe ich mein Gehirn trainiert.
Ich habe mich bewegt.
Ich habe gelernt.
Ich habe erinnert.

Diese einfachen Sätze wurden zu seiner Medizin.

Bei seiner nächsten Untersuchung sagte der Arzt lächelnd:
„Ihre kognitive Leistung hat sich stabilisiert.“

Thomas nickte.

„Es ist keine Magie“, sagte er.
„Es ist Wartung.“

An diesem Abend saß er wieder an seinem Küchentisch, sein Notizbuch vor sich. Er erkannte, dass die Struktur nicht nur sein Gedächtnis stabilisierte – sie gab seinem Leben wieder Rhythmus.

Die Morgen, die einst leer waren, waren nun voller Sinn.

Er schloss sein Tagebuch und flüsterte:
„Danke."

Nicht zu jemandem Bestimmten – einfach zum Leben selbst.

Denn jeder Sonnenaufgang erinnerte ihn daran, dass sich das Gehirn – genau wie das Herz – durch Rhythmus, Dankbarkeit und bewusste Gewohnheiten erneuert.

Und so begann Thomas jeden Morgen wieder von vorn.
Ein stiller Beweis dafür, dass die stärkste Medizin nicht in einer Pille liegt, sondern im beständigen Rhythmus eines bewusst gelebten Tages.

# Epilog: Der erinnernde Geist

Es findet eine stille Revolution in jedem menschlichen Gehirn statt – eine Revolution, die nichts mit Technologie oder Medizin zu tun hat, sondern mit Wiederentdeckung. Jahrhundertelang glaubten wir, dass Altern gleichbedeutend mit Verfall sei, dass der Geist dazu bestimmt sei, wie ein langsam verlöschendes Licht zu verblassen. Doch Wissenschaft, Erfahrung und der menschliche Geist haben das Gegenteil bewiesen. Das Gehirn ist keine Kerze, die einfach ausbrennt – es ist eine Flamme, die in jedem Alter neu entfacht, neu ausgerichtet und neu erweckt werden kann. Dieses Buch handelte im Kern von genau dieser Möglichkeit: der außergewöhnlichen Fähigkeit des menschlichen Geistes, sich selbst zu heilen.

Im Verlauf dieser Kapitel haben Sie entdeckt, wie das Gehirn durch Neuroplastizität neue Verbindungen bilden kann, wie es sich durch Schlaf reinigt, durch Ernährung repariert und durch Bewegung, Emotionen und Glauben regeneriert. Sie haben gelernt, dass Erinnerung nicht nur das Speichern von Daten ist, sondern ein lebendiger Dialog zwischen Neuronen, Gefühlen und Bedeutung. Und Sie haben gesehen, wie etwas so Einfaches wie Dankbarkeit oder Neugier die chemischen Botschaften in Ihren Zellen verändern kann. Das Gehirn, einst als fest und unveränderlich angesehen, gilt heute als das anpassungsfähigste Organ überhaupt. Jeder Gedanke, den Sie denken, und jeder Atemzug, den Sie nehmen, formt seine Architektur neu.

Das Gegenmittel gegen Alzheimer, wie Sie nun wissen, ist keine einzelne Pille oder Therapie – es ist eine Geisteshaltung. Es ist die tägliche Entscheidung, Ihr Gehirn wie einen lebendigen Garten zu behandeln und nicht wie eine Maschine. Gärten brauchen Sonnenlicht, Nahrung, Ruhe, Pflege und Aufmerksamkeit. Das Gehirn ist nicht anders. Es gedeiht durch Rhythmus, sanfte Herausforderungen, emotionale Verbindung und Stille. Es wird stärker durch Lernen, Freude und Bewegung. Es wird nur dann fragil, wenn es vernachlässigt oder der Neuheit beraubt wird. Ihr Geist reagiert auf die Qualität Ihrer inneren und äußeren Umgebung, und er hört niemals auf zuzuhören, wie Sie leben.

In Wahrheit bedeutet die Heilung des Gehirns nicht, immer mehr Komplexität hinzuzufügen – sondern zur Balance zurückzukehren. Gesundheit ist ein Zustand der Kohärenz, in dem jedes System reibungslos mit den anderen kommuniziert. Das Herz synchronisiert sich mit der Lunge, das Immunsystem mit dem Darm, der Geist mit dem Körper. Alzheimer und andere kognitive Erkrankungen stellen einen Zusammenbruch dieser Kommunikation dar – eine Fragmentierung des Orchesters des Lebens. Die Lösung ist daher nicht nur medizinisch, sondern auch musikalisch: die Systeme wieder in Harmonie zu bringen – durch Rhythmus, Fürsorge und Bewusstsein. Jede freundliche Handlung, jeder achtsame Atemzug und jede nährende Mahlzeit ist eine Note in dieser Symphonie der Reparatur.

Vielleicht ist die wichtigste Entdeckung der modernen Neurowissenschaft, dass Hoffnung selbst Medizin ist. Der Placebo-Effekt, einst als Illusion abgetan, zeigt, dass das Gehirn auf Überzeugung reagiert. Wenn Sie sich sagen, dass Sie heilen, wenn Sie Verbesserung erwarten, setzt Ihr Gehirn Neurochemikalien frei, die genau dieses Ergebnis unterstützen. Glaube ist keine Verleugnung – er ist eine biologische Ausrichtung auf Möglichkeiten. Ob Ihre Hoffnung aus Wissenschaft, Spiritualität oder reiner Entschlossenheit entsteht, sie entzündet neuronale Aktivität, die Wachstum antreibt. Der menschliche Geist wird, wenn er fokussiert ist, zu einem Katalysator für körperliche Transformation.

Wenn Sie über das nachdenken, was Sie gelernt haben, betrachten Sie die kleinen Gewohnheiten, die Ihre Zukunft verändern können. Wachen Sie mit einem Ziel auf, bewegen Sie sich bewusst, essen Sie achtsam und ruhen Sie mit Ehrfurcht. Schützen Sie Ihren Schlaf wie einen Ihrer größten Schätze, denn im Schlaf baut sich Ihr Gehirn neu auf. Nähren Sie Ihre Gedanken so sorgfältig wie Ihre Mahlzeiten, denn

Negativität beraubt den Geist der Klarheit, so wie schlechte Ernährung ihn der Nährstoffe beraubt. Umgeben Sie sich mit Menschen, die Lachen, Liebe und Sinn bringen – jeder gemeinsame Moment ist ein Funke, der Ihre Neuronen lebendig hält.

Ihr Gehirn wurde nicht nur geschaffen, um zu überleben, sondern um sich weiterzuentwickeln. Es lernt, passt sich an und kann sich sogar um Verlust, Schmerz und Widrigkeiten herum neu verdrahten. Es wird Tage geben, an denen Erinnerungen schwächer werden oder Klarheit nachlässt. An diesen Tagen erinnern Sie sich an diese Wahrheit: Rückgang ist nicht gleich Niederlage. Selbst wenn Neuronen sterben, strecken sich andere aus, um ihre Aufgabe zu übernehmen. Selbst wenn Worte verloren gehen, bleiben Musik und Emotionen bestehen. Selbst wenn ein Teil des Gehirns schwächer wird, erwacht ein anderer, um seinen Platz einzunehmen. Sie sind der Zeit nicht ausgeliefert – Sie stehen mit ihr im Dialog.

Wenn es eine Botschaft gibt, die Sie mitnehmen sollten, dann diese: Sie sind der Hüter Ihres eigenen Geistes. Jeder Mensch, unabhängig von Alter oder Diagnose, kann aktiv an seiner eigenen Heilung teilnehmen. Das menschliche Gehirn ist ein erstaunliches Instrument der Erneuerung – weit über das hinaus, was die Medizin einst für möglich hielt. Es ist zugleich widerstandsfähig und empfänglich für Liebe, Lernen und Glauben. Das Gegenmittel gegen das Vergessen liegt nicht in Angst oder Widerstand, sondern im Engagement – mit dem Leben, mit Sinn und mit anderen Menschen.

Während wir tiefer in dieses neue Zeitalter des Verständnisses eintreten, stellen Sie sich eine Welt vor, in der Altern nicht als Verfall, sondern als Vertiefung gesehen wird – eine Welt, in der ältere Menschen nicht wegen ihres Faktenwissens geschätzt werden, sondern wegen ihrer Weisheit, Empathie und Präsenz. Stellen Sie sich Krankenhäuser und Häuser vor, die mit Musik, Licht, Lachen und Bewegung gefüllt sind statt mit steriler Stille. Stellen Sie sich Schulen vor, in denen Kinder nicht nur lernen zu denken, sondern auch, wie sie ihren Geist, ihre Emotionen und ihren Schlaf pflegen. Diese Vision ist keine Fantasie – sie ist die logische Fortsetzung dessen, was die Neurowissenschaft gezeigt hat: Gesundheit beginnt mit Bewusstsein, und Bewusstsein beginnt im Gehirn.

Sie sind nun Teil dieser neuen Geschichte. Ob Sie Pflegeperson, Lernender oder jemand sind, der seinen eigenen Weg der Prävention geht – Sie besitzen die Werkzeuge, um Ihr Gehirn zur Heilung zu führen. Jedes Kapitel dieses Buches hat ein Stück dieses Werkzeugkastens geliefert: Bewegung für Energie, Ernährung für Stabilität, Achtsamkeit für Klarheit, Schlaf für Reparatur und Verbindung für Vitalität. Zusammen bilden sie eine Karte zurück zur Kohärenz – eine Rückkehr zur natürlichen Intelligenz Ihrer eigenen Biologie.

Wenn dieses Buch nun endet, nehmen Sie einen tiefen Atemzug und erkennen Sie, was dieser Atem bedeutet. Er ist die Brücke zwischen Körper und Geist, der Rhythmus, der jedes System am Leben hält. Mit jedem Einatmen laden Sie Erneuerung ein. Mit jedem Ausatmen lassen Sie los, was Ihnen nicht mehr dient. In diesem einfachen Austausch liegt die ganze Philosophie der Heilung – das Geben und Empfangen des Lebens selbst.

Ihr Gehirn hört auch jetzt zu. Es hört auf Ihre Entscheidungen, Ihre Überzeugungen, Ihre Umgebung und Ihre Vorstellungskraft. Sprechen Sie freundlich mit ihm. Nähren Sie es weise. Fordern Sie es spielerisch heraus. Lassen Sie es tief ruhen. Und wenn Zweifel auftauchen, erinnern Sie sich an diese Wahrheit, die in jedem Neuron Ihres Körpers geschrieben steht: Sie wurden geboren, um zu wachsen, sich anzupassen und sich zu erinnern, wer Sie sind.

Das selbstheilende Gehirn ist kein Traum aus der Science-Fiction – es ist Ihr Geburtsrecht. Beschützen Sie es, ehren Sie es und vor allem: Vertrauen Sie ihm. Das Gegenmittel gegen Alzheimer – und gegen die Angst selbst – liegt nicht außerhalb von Ihnen. Es war die ganze Zeit in

Ihrem Geist, still darauf wartend, von Ihnen erweckt zu werden.

www.ingramcontent.com/pod-product-compliance
Lightning Source LLC
LaVergne TN
LVHW022007200926
848481LV00007B/2276
* 9 7 9 8 2 9 5 7 4 1 5 8 6 *